RELAXED YOGA

Das perfekte Einsteiger-
Programm für mehr Energie,
Gelassenheit und Kraft

Autorin

Wibke Roth,
ausgebildete und staatlich anerkannte Personal Trainerin (IST) und Fitnesscoach.
Sie arbeitet als Yoga-, Fitness-, Reha- und Deepwork-Trainerin sowie als Journalistin
und Redakteurin.
www.rothfitter.de, www.roth-text.de

Übungsausführung

Wibke Roth

Realisierung

feinherb medien GmbH & Co. KG, Köln
www.feinherbmedien.de

Fotos

Matthias Hangst, Karlsruhe

Illustrationen

Fotolia.com: © benjavisa (kleine Blüte), © Marina Demidova (große Blüten),
© meen_na (Yin-Yang-Zeichen, S. 19)

Wichtiger Hinweis

Konsultieren Sie bei gesundheitlichen Problemen, vorhandenen Verletzungen oder einer
Schwangerschaft Ihren Arzt, bevor Sie mit dem Übungsprogramm beginnen. Falls während des
Trainings Schmerzen auftreten, sollten Sie das Training abbrechen und ebenfalls erst mit einem
Arzt Rücksprache halten, bevor Sie weitertrainieren. Überfordern Sie sich nicht, passen Sie Ihr
Training Ihrer persönlichen körperlichen Verfassung an.

Dieses Buch wurde nach dem aktuellen Wissensstand sorgfältig erarbeitet. Dennoch erfolgen
alle Angaben ohne Gewähr. Autor, Producer und Verlag haften nicht für eventuelle Nachteile und
Schäden, die aus den im Buch gezeigten Übungen und genannten Ratschlägen resultieren.

RELAXED YOGA

Das perfekte Einsteiger-
Programm für mehr Energie,
Gelassenheit und Kraft

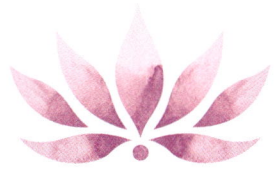

BEVOR ES LOSGEHT ... EINE EINFÜHRUNG   10

Entspannung für Körper, Geist und Seele   12
Externe Stressoren   12
Innere Stressoren und die Präsenz des Augenblicks   15
Der Yoga-Anwalt   15

Yoga-Tradition und Yoga-Stile   16
Kleine historische Yoga-Kunde   16
Hatha-Yoga   17

Yoga und Spiritualität   18
Yin und Yang   19

Yoga und Emotionen   20
Die Stille aushalten   20
Yoga ausprobieren   21
Yoga und der Wettkampfmodus   21

Yoga und Meditation   22

Yoga, Faszien und der Stress   24
Körper und Seele im Einklang   25

Konzentration auf das Atmen   26
Pranayama – Yoga und der Atem   26

Was wollen Sie sich mit Yoga erschaffen?   28
Grenz-Check   28
Stadion der Stille   30
Weniger ist mehr   30

Eine Frage der Haltung   31
Eine Frage der Yoga-Art   33

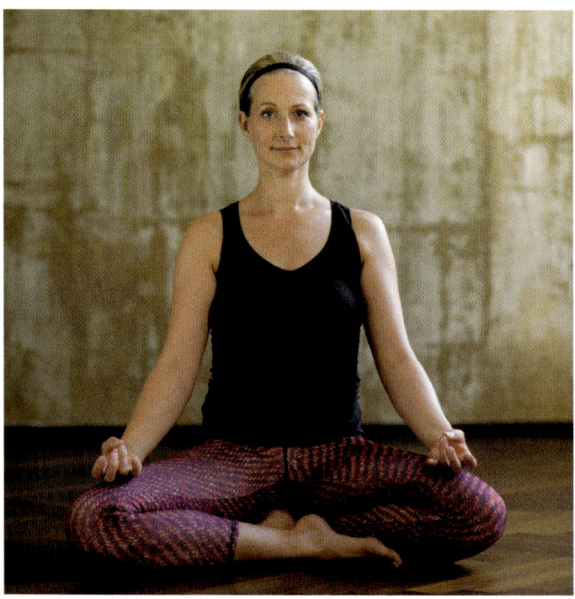
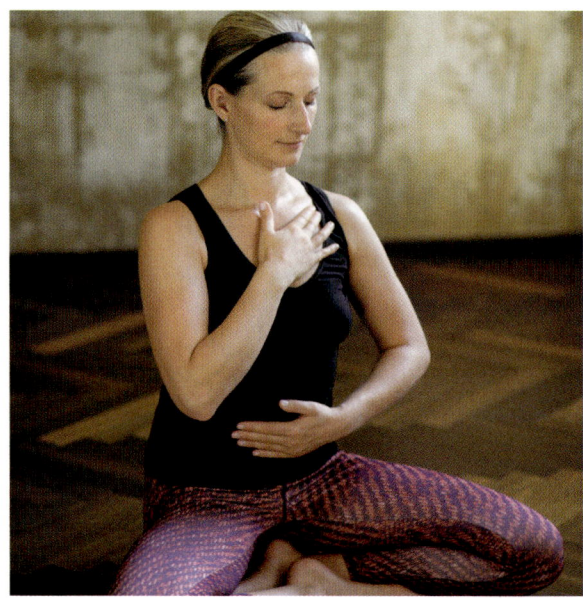

AUF DEM WEG ZUR YOGA-PRAXIS 34

Yoga-Hilfsmittel **36**
Die Yoga-Matte 36

Die Fußstellung: Erdung und Ausrichtung **38**
Unsere Füße – Meisterwerke der Fortbewegung 38
Bewusstseinsübung 40

Ankommen im Raum und auf der Matte **42**
Die Atemtechniken 43
Vollatmung im Sitzen 44
Vollatmung im Liegen 45
Energie-Atmung im Stehen 46
Energie-Atmung im Sitzen 48

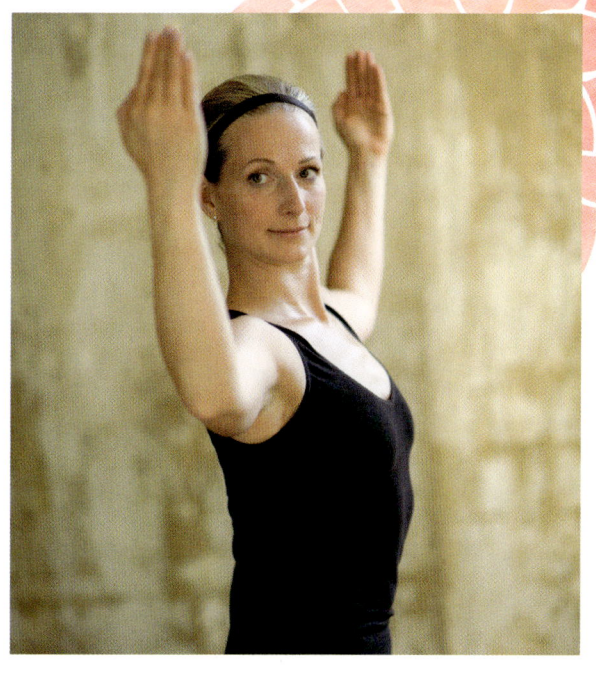

YIN-ORIENTIERTES YOGA 50

Hängenlassen im Yin-Yoga **52**
Dehnen der Faszien 52
Kleiner Yin-Yoga-Knigge 53

Yin-Yoga-Einzelübungen **53**
Liegende Banane 54
Liegender Schmetterling 55
Die Libelle und ihre Schwestern 56
Schlafender Schwan 58
Sphinx als Hängebrücke 60
Die Kindshaltung 61
Die Hocke 62
Stehende Vorbeuge 63

Ausgleichende Yin-Yoga-Sequenz **64**

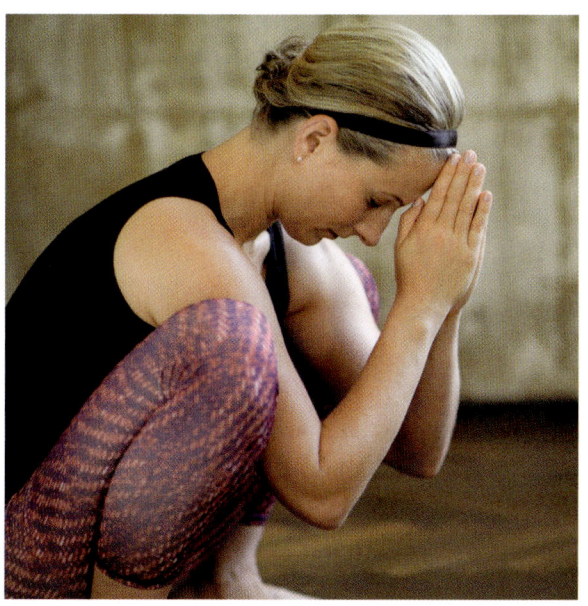

RELAX-SNACKS FÜR ZWISCHENDURCH 66

Bewegung ist unentbehrlich! 68
Mobilisation 68
Dynamische Faszienarbeit 69
Entspannungsposen 70

Mobilisation im Stehen 72
Die Schlange 72
Der Kerzenleuchter 74
Die Palme im Wind 76
Schulterkreisen 77

Mobilisation im Vierfüßlerstand 78
Vierfüßlerstand (Bidalasana) 78
Katze und Kuh 79
Flanken-Stretch 80
Samba fürs Becken 81

Mobilisation in der Rückenlage 82
Beckenlift 82
Krokodil 84

Dynamische Faszienarbeit 86
Dynamische Raubkatze 86
Dynamischer Elefant 88
Zappelphilipp 90

Entspannungsposen 91
Die Kindshaltung (Balasana) 91
Die Totenhaltung (Shavasana) 92

YANG-ORIENTIERTES YOGA 94

Muskelkraft und Flexibilität 96
Die Bedeutung der Muskukaltur 96
Sūrya Namaskar – der Sonnengruß 97
Gebetshaltung 98
Berghaltung 99
Berghaltung mit nach
oben gerichteten Händen 100
Vorbeuge 102
Tisch-Variante 103
Vorübung zu Halbmond
(am Boden) 104
Halbmond (am Boden) 106
Herabschauender Hund 107
Planke/Stütz 108
Tiefe Planke im Vierfüßler 109
Heuschrecke 110

Sonnengruß-Sequenz 111

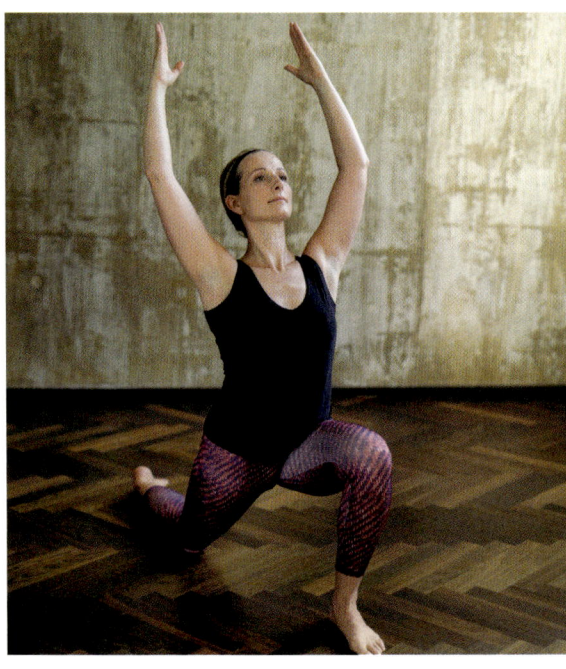

DIE ENTSPANNUNG NACH DER ANSPANNUNG 114

Drehsitz auf dem Stuhl	116
Drehsitz auf dem Boden	118
Balance auf dem Po	119
Balance im Stand	120
Der halbe Schulterstand	122
Die Totenhaltung	124
Traumreise	126
Meditation	127

MINI-PROGRAMME FÜR JEDEN TAG 128

Programm 1: Nach einem stressigen Tag	130
Programm 2: Ein entspannter und kraftvoller Start in den Tag	134
Programm 3: Energie tagsüber halten und in Harmonie bleiben	139
Programm 4: Für einen besseren Schlaf	141
Register	144

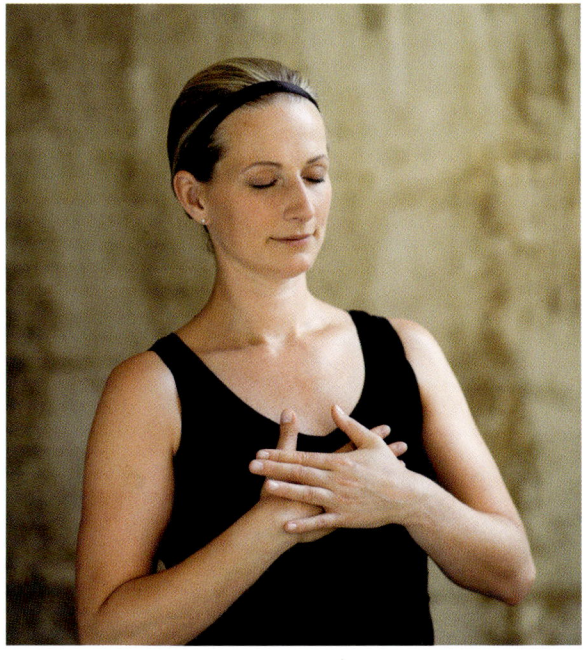
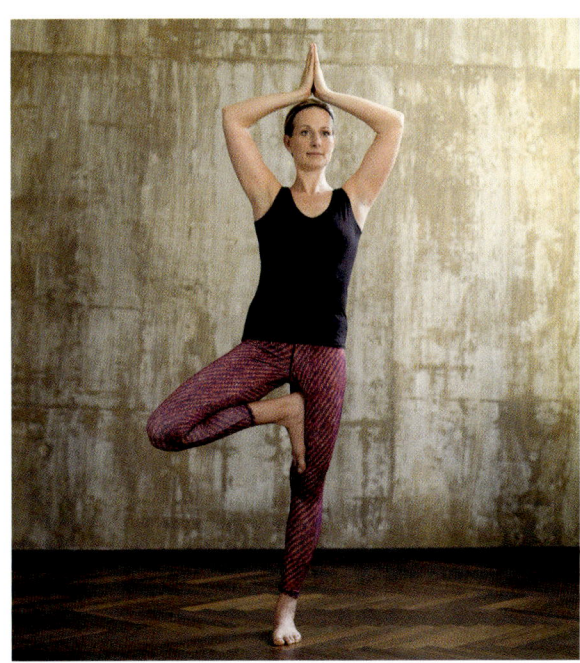

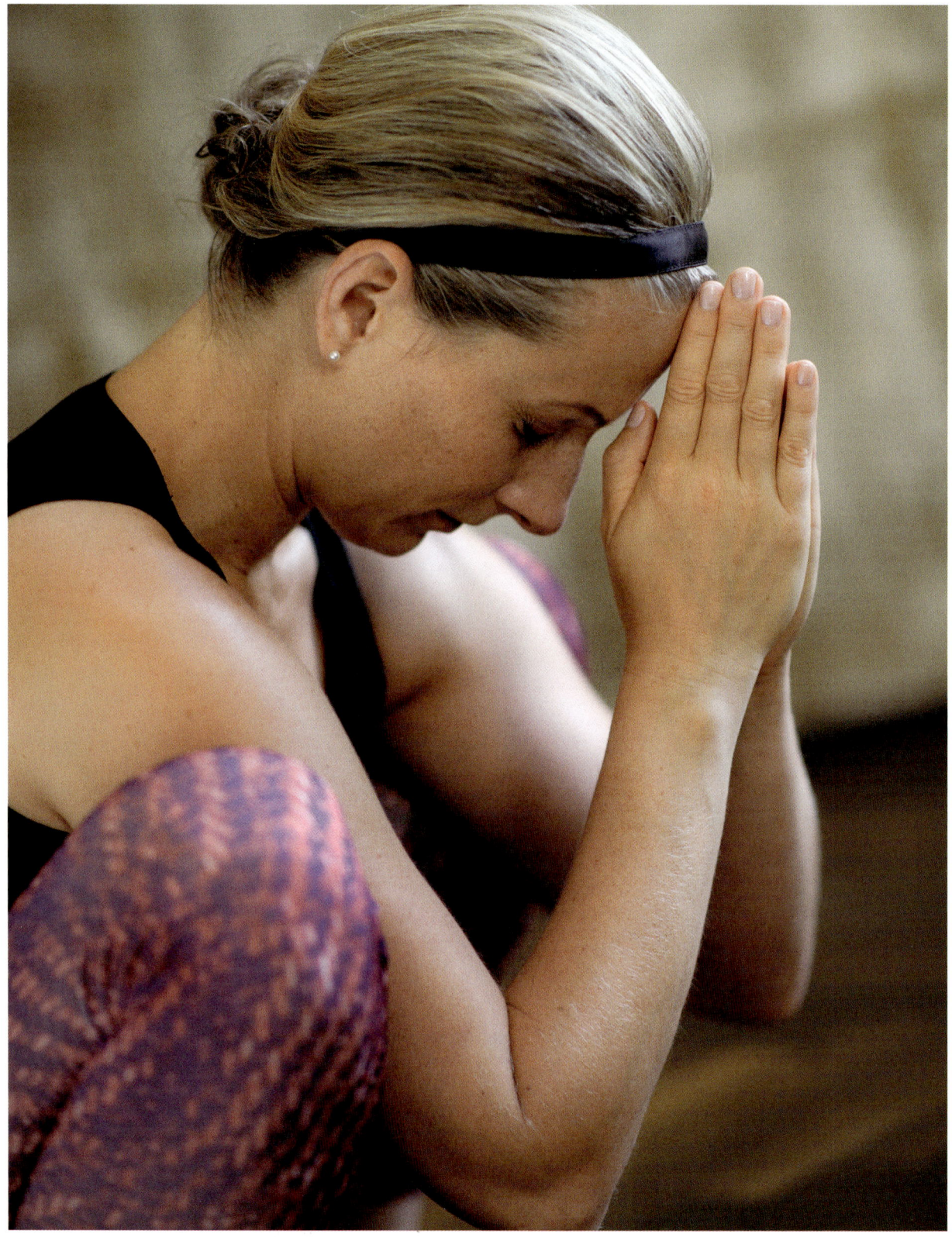

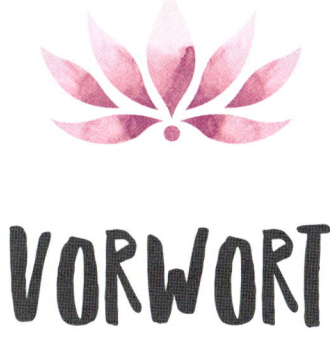

VORWORT

Dies ist ein Buch, das auf persönlicher Erfahrung basiert. Ein Buch über Yoga und ein Buch mit Yoga, denn zu dem Übungsweg, den Sie mit Yoga erfahren können, zählt neben der Theorie natürlich und vor allem auch die Praxis.

Dieses Buch richtet sich besonders an Yoga-Anfänger. Ich möchte Sie mit diesem Buch vor allem dabei unterstützen, in den Übungsprozess zu finden, und damit ein Impulsgeber für das werden, was Yoga sein kann: ein Körperkraft- und Atemkraft-Stärker und ein Gelassenheits-Stifter. Der Titel „Relaxed Yoga" verrät das Ziel, das Ihnen dieses Buch mit auf den Weg geben möchte: Entspannung für Körper, Geist und Seele.

Ich wünsche Ihnen viel Freude mit diesem Buch, beim Ausprobieren und Relaxen.

Wibke Roth

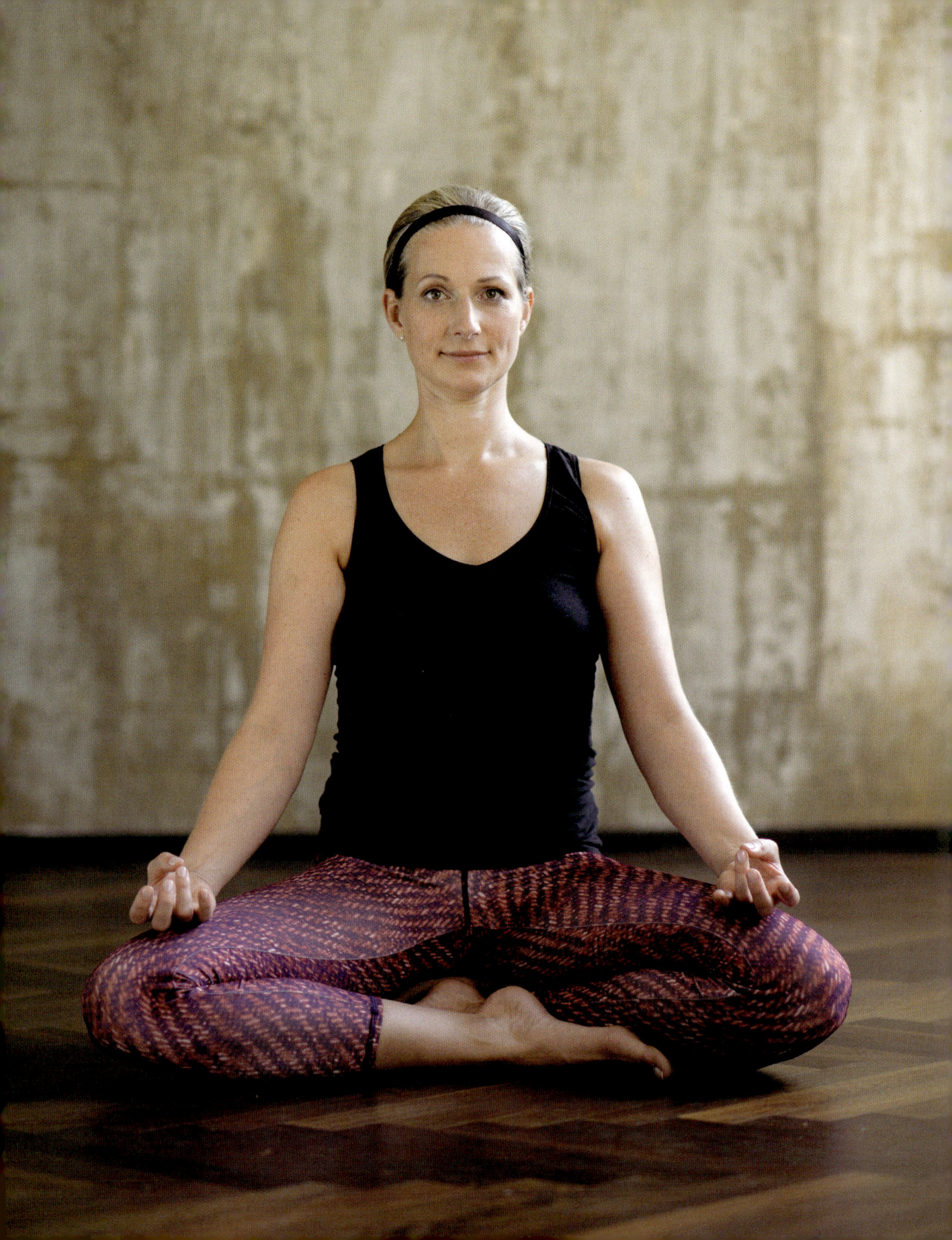

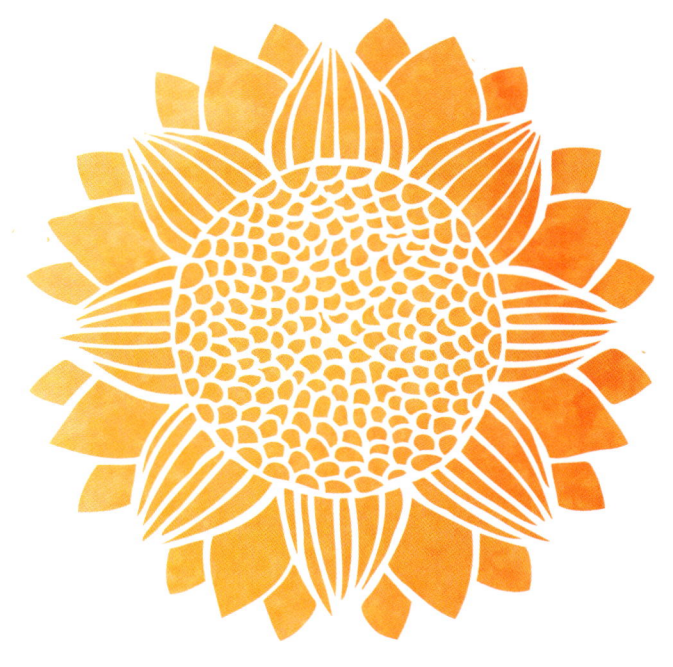

Bevor es losgeht ... eine Einführung

Entspannung für Körper, Geist und Seele

Wenn zwischen dem Innenleben und den Anforderungen der äußeren Lebenswelt eine zu große Diskrepanz oder Widersprüchlichkeit entsteht, reagieren Körper und Geist mit Alarmsignalen. Ist die unbewusst wahrgenommene Gefahr vorüber, stellt sich – im besten Falle – ein anderer, entspannterer Zustand ein: eine Art Balance. Diesen Balance-Zustand würde ich mit einem Gefühl der Einheit von Körper, Geist und Seele beschreiben.

Diese Einheit, dieser Balance-Zustand, in dem man spürt, dass der Geist zur Ruhe gekommen ist, und das Gefühl einkehrt, ganz bei sich zu sein, ist für mich das, was man mit Yoga erreichen kann. Zusätzlich zum Erreichen dieser besonderen Balance lässt sich mit Yoga die allgemeine Geistesverfassung, also die Stimmung verbessern. Und deren Wirkung auf unser Wohlbefinden und unsere Gesundheit können wir gar nicht hoch genug einschätzen.

EXTERNE STRESSOREN

In der heutigen Zeit können wir alle zu jeder Zeit auf allen Kanälen kommunizieren. Wir sind permanent erreichbar, Berufliches und Privates vermischen sich immer mehr. Uns abzugrenzen, uns selbst Raum zu geben, wird zu einem wichtigen Bedürfnis – und zu einer hohen Kunst. Äußere Stressfaktoren vermitteln uns das Gefühl, unter ständigem Zeitdruck zu ste-

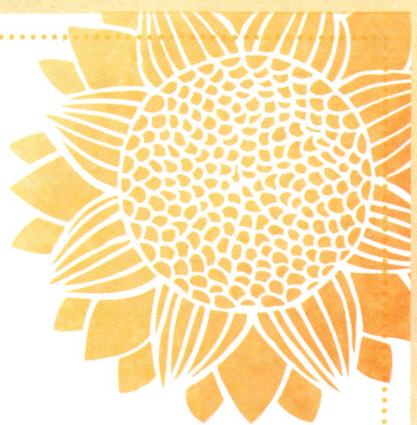

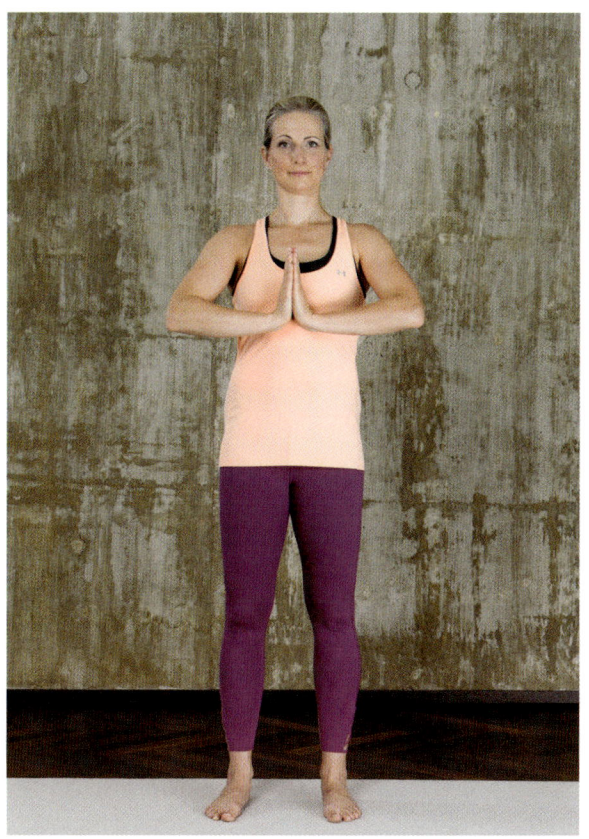

hen, und führen dazu, dass die oben beschriebene Wahrnehmung von Gefahr als Dauergast in unser Unterbewusstsein einzieht. Diese stressverursachenden Reize werden Stressoren genannt. Weil diese äußeren Stressoren in unserer heutigen, europäischen Lebenswelt in der Regel nicht lebensbedrohlich sind, nehmen viele Menschen sie häufig auch nicht bewusst als Gefahr wahr. Das kann dazu führen, dass sie in einer latenten Alarmbereitschaft verharren. Eine Art Stressstau entsteht.

Stress ist natürlich nicht per se schlecht, sondern eigentlich als Hilfsprogramm angelegt: Das Stresshormon Adrenalin kann das menschliche System in einen Kampf- oder Fluchtmodus versetzen, der wiederum dazu führt, dass wir superwach und superkonzentriert sind. Es hilft uns dabei, uns auf das zu fokussieren, was gerade am wichtigsten ist. Ohne diesen Modus hätte es der Mensch zu Urzeiten wohl kaum geschafft zu überleben. Anders gesagt: Hätte sich der Urmensch in dem Moment, in dem es galt, die Beine unter den Arm zu nehmen und schnellstmöglich vor dem Tiger davonzurennen, einfach in eine Entspannungspose begeben, gäbe es uns heute nicht. Stattdessen hat das Adrenalin unseren Urmenschen zu Höchstleistungen gebracht und ihn über sich hinauswachsen lassen. Aber ein ständiges Wegrennen hätte der Urmensch ebenso wenig überlebt. Er schaffte sich regelmäßig Pausen, in denen er sich ausruhte, aß und schlief. Relaxen war nämlich schon zu Urzeiten natürlich und überlebensnotwendig.

Wege, Stressoren zu begegnen

Dieses Stresssystem, der Kampf- oder Fluchtmodus, läuft heute noch genauso ab: Unser Körper versetzt uns bei der Wahrnehmung von Gefahr in Alarmbereitschaft. Da wir aber in der Regel nicht mehr wegrennen, auf Bäume fliehen, unser Essen sammeln oder jagen müssen oder nach überstandener Gefahr kilometerweit nach Hause laufen, kann das ausgeschüttete Adrenalin nicht mehr durch Bewegung abgebaut werden. Weil außerdem oft die Ruhepausen fehlen, schadet das dem Körper langfristig. Er ist einfach nicht dazu gemacht, dauerhaft mit hohem Blutdruck, hohem Puls, hohem Hautwiderstand und hoher Muskelaktivität bei gleichzeitig gehemmter Darmtätigkeit zu leben.

Dem Neuzeitmenschen fehlen also klar zwei Dinge, nämlich Bewegung und Ruhepausen. Das Dilemma:

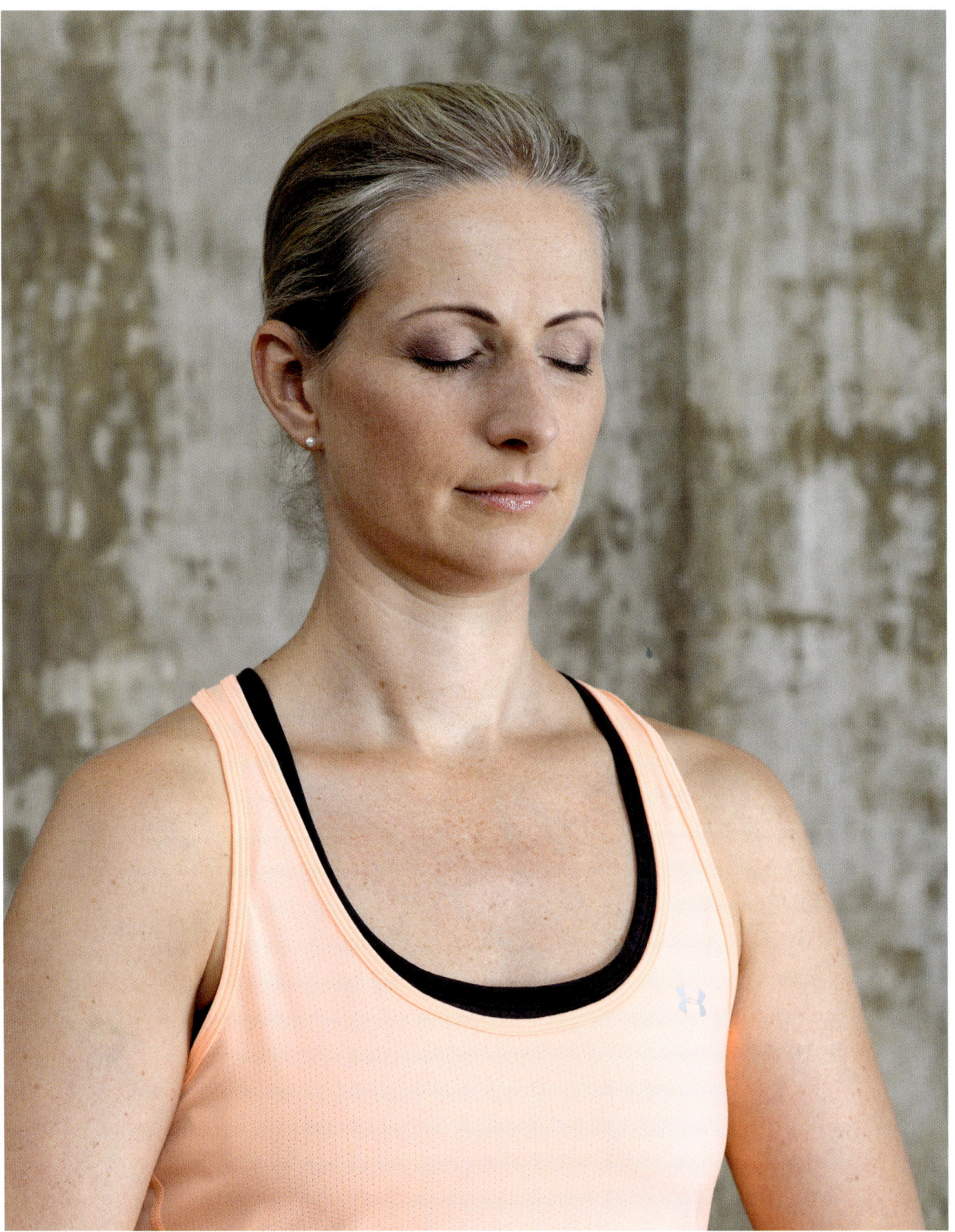

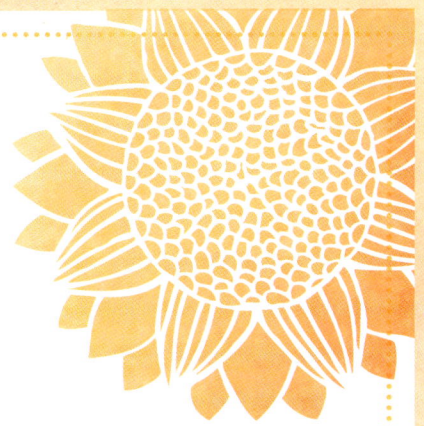

Nach einem stressigen Arbeitstag voller Adrenalin zu sein und dann zum Ausgleich mit einer Stille-Meditation im Sitzen beginnen zu wollen, kann den heutigen Büromenschen noch mehr stressen. Schließlich ist der ja innerlich noch auf der Flucht und hat gerade erst aufgehört, am Schreibtisch zu sitzen. Damit möchte ich sagen, dass eine Art „direkte Entspannung" oft gar nicht möglich ist. Bevor Sie also mit sehr sanftem oder passivem Relaxed Yoga entspannen können, steht eines an: Abreagieren! Dies können Sie entweder mit allen Bewegungsformen tun, die gemeinhin als Ausdauersport bezeichnet werden, oder aber mit einem Yoga-Stil, der direkt powert. Doch bitte beherzigen Sie an dieser Stelle: Ausschließliches Powern, auch durch sehr leistungsorientierte Fitnesskonzepte, kann manche Menschen in einen Wettkampfmodus und damit erneut in ein Leistungsdenken versetzen. Und das lässt den Stress nicht sinken, sondern im Gegenteil noch zusätzlich ansteigen.

INNERE STRESSOREN UND PRÄSENZ DES AUGENBLICKS

Die meisten Menschen haben den Eindruck, dass es lediglich äußere Faktoren sind, die zu Stress führen. Doch das ist nicht so. Beim Gefühl, unter Zeitdruck zu stehen, wird die Wahrnehmung zum Stressauslöser. Zum Beispiel dann, wenn das Zeitgefühl nicht mit den eigenen Erwartungen übereinstimmt. Diese Diskrepanz zwischen Zeitgefühl und Erwartungen führt zu dem empfundenen Eindruck, keine Zeit zu haben. Sobald es jedoch gelingt, mit dem Bewusstsein im Hier und Jetzt zu sein, löst sich diese Widersprüchlichkeit auf und Entspannung kann einkehren. Unser Geist ist der Manager von Gedanken, Stimmung und Eigenzeit.

Gelingt es uns also, genau im Moment bei dem zu sein, was wir tun, oder uns bewusst zu sein, wo wir gerade sind, wird klar, wie wichtig die Präsenz des Augenblicks ist. Das Empfinden des Augenblicks ist ein wichtiger Gesundheitsfaktor, um dem Gefühl zu entkommen, unter Zeitdruck zu stehen, und so über mehr „Eigenzeit" zu verfügen.

DER YOGA-ANWALT

Yoga ist nicht der Anwalt für alles. Es kann aber gerade in der westlichen Welt DER Anwalt für die Work-Life-Balance sein: Arbeit und Leben in gesunder Balance. Vermutlich ist es das schon längst. Denn dieser symbolische Anwalt wird auch hierzulande zunehmend beauftragt, die Menschen mit Yoga vertraut zu machen. Entsprechend steigt das Angebot an Möglichkeiten, Yoga zu praktizieren.

TIPP

Dem Stressstau können Sie entgegenwirken, indem Sie dafür sorgen, in Ihrer Eigenzeit, im Hier und Jetzt und bei sich zu sein. Yoga kann dabei helfen, bei sich und im Moment zu bleiben und wieder dorthin zu gelangen. Dafür braucht es vor allem eins: regelmäßige Denk-Pausen.

Yoga-Tradition und Yoga-Stile

Wer sich als Anfänger entschieden hat, eine Yoga-Richtung oder einen bestimmten Yoga-Stil auszuprobieren, hat schon viel geschafft. Denn die Auswahl an Yoga-Arten ist riesig und – vor allem für Anfänger – verwirrend. Die Yoga-Tradition, aus der sich die verschiedenen Stile entwickelt haben, ist Tausende von Jahren alt.

KLEINE HISTORISCHE YOGA-KUNDE

Erste Darstellungen von Menschen in Yoga-Haltungen gibt es bereits vor mehr als 5000 Jahren. Vor mehr als 2000 Jahren fassen die sogenannten Yoga-Sutras des Patanjali das bis dahin bestehende Yoga-Wissen in Textform zusammen. Etwa 1000 Jahre nach Christus findet mit Hatha-Yoga, nach anderen Yoga-Pfaden, ein eher körperbetonter Yoga-Weg Einzug in Indiens Alltag. Auf dieses Hatha-Yoga gehen die modernen Yoga-Stile letztendlich zurück. Anfang des 19. Jahrhunderts wächst das Interesse der Geisteswissenschaftler in Europa an der indischen Kultur durch die Übersetzung in europäische Sprachen. Auf dem legendären Woodstock-Festival hält der berühmte Yogi Swami Satchidananda 1969 die Eröffnungsrede. Er leitet die Konzert-Besucher zur Yoga-Praxis an. Die machen begeistert mit. Damit hat Yoga endgültig seinen Weg in den Westen gefunden. Aber erst in den 1980er-Jahren kommt Yoga im Mainstream an, und es eröffnen Yoga-Studios mit

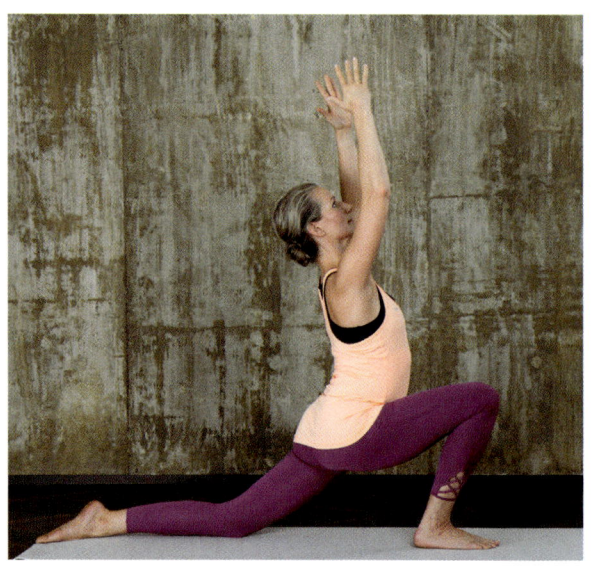

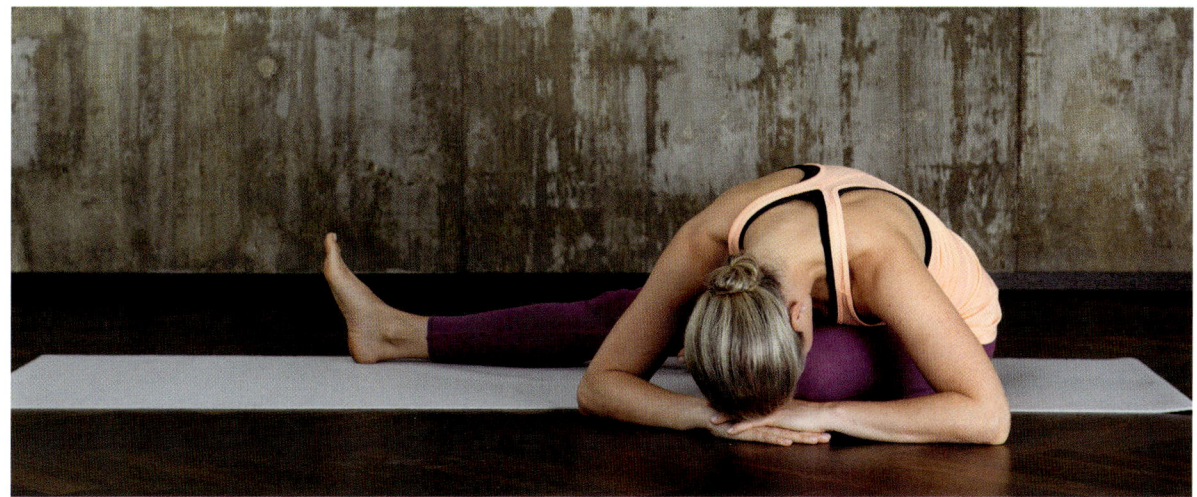

besonderen Schwerpunkten. In den 1990er-Jahren hält Yoga Einzug in die Fitness-Studios. Inzwischen gibt es Yoga auf dem Wasser, Yoga in der Hitze, Personal-Trainer für Yoga, Online-Yoga-Kurse, Yoga-Bücher, Yoga-DVDs und Yoga-Apps. Es gibt Yoga-Formen, die in der Rehabilitation, im Spitzensport und in der Sportmedizin eingesetzt werden. Und es gibt wahre Yoga-Meister und Yoga-Zentren, die sich mit einem Yoga von besonderer therapeutischer und spirituellen Tiefe vom sonst oftmals körperorientierten Mainstream abgrenzen.

Grundsätzlich gilt: Die Tiefe, das Wesen des Yogas, ist groß und sollte mit Respekt behandelt werden. Gleichzeitig sollte jeder Mensch die Möglichkeit haben, seinen Yoga-Anwalt dort zu treffen, wo sich der Mensch eben gerade befindet: im Gemeindezentrum, im Fitness-Studio, im Yoga-Studio oder in der Yoga-Therapie.

HATHA-YOGA

Oft wird Hatha-Yoga hierzulande auf ein System von Köperhaltungen (Asanas) und Atemtechniken (Pranayama) reduziert. Hatha-Yoga ist jedoch genauso ein „yogischer Pfad" wie andere yogische Praktiken oder Wege auch: Mit dem Ziel, so tief im Frieden mit sich selbst zu sein, dass man seine Verbindung mit dem gesamten Universum fühlen kann, ist Yoga mehr als das, was der menschliche Körper auf die Matte bringen kann. Aber dort kann der Weg eben beginnen. Bevor sich Hatha zu einem vor allem körperlich orientierten Stil entwickelte, war Yoga vor allem eines: ein philosophisch-geistiger Weg. Die Körperübungen dienten lediglich dazu, länger in den Positionen sitzen zu können, um über Meditation in höhere Sphären gelangen zu können.

Dass Hatha-Yoga körperorientierter ist als etwa Kharma-Yoga (selbstloses Tätigsein), Bhakti-Yoga (religiöse Hingabe) oder Jnana-Yoga (Yoga-Pfad des Intellekts), hat sicher auch zu seiner Verbreitung im Westen beigetragen. Aber die Menschen sehnen sich neben einem gesunden Körper natürlich auch hierzulande nach innerem Frieden. In Zeiten wie heute, die immer mehr von Unbeständigkeit geprägt sind, kann Yoga helfen, die Perspektive zu wechseln, körperlich und auch geistig. Sobald der Körper ins Gleichgewicht kommt, ist der Mensch auch zunehmend in der Lage, Entscheidungen zu treffen, Probleme zu lösen oder mit Stress umzugehen – zum Beispiel eben dadurch, dass er eine andere Perspektive einnimmt.

Yoga und Spiritualität

Hier möchte ich kurz meine Sicht auf die Spiritualität des Yogas darstellen, weil diese einen Hintergrund für meine Beschäftigung mit dem Yoga bildet. Wie schön, dass wir freie Wesen sind. Wir können selbst entscheiden, welche Haltung wir in unserem Leben und im Hinblick auf unser Leben einnehmen möchten. Grundsätzlich – so ist meine Auffassung – sind wir zudem spirituelle Wesen: Wir verfügen über einen lebendigen Geist. Das Wort „Spiritualität" ist lateinischen Ursprungs: „spiritus" bedeutet „Geist". „Spiro" wiederum bedeutet „ich atme". Wenn ich bewusst atme und dabei gleichzeitig bestimmte Haltungen und Bewegungen ausführe, um meinen Geist zur Ruhe zu bringen, bin ich (meistens) dabei, Yoga zu praktizieren. Aber auch wenn ich durch den Wald jogge, in der Disco tanze oder bestimmte Kurse gebe, erlebe ich das. Das funktioniert, weil ich mir inzwischen ein Atembewusstsein erworben habe. Das können Sie ebenfalls erlernen.

Yoga begreife ich als Prozess. Dieser Prozess kann dazu führen, dass wir neue Erkenntnisse erlangen, die wir nicht oder nicht sofort in Worte fassen können. Aber das müssen wir auch gar nicht. Yoga kann weiterhin dazu führen, dass wir uns nicht nur verbundener mit dieser Welt fühlen, sondern auch Verbundenheit mit dem großen Kreislauf des Lebens verspüren können. Jenseits von Glaubenssätzen und Religion ist Yoga für mich gelebte Philosophie, also

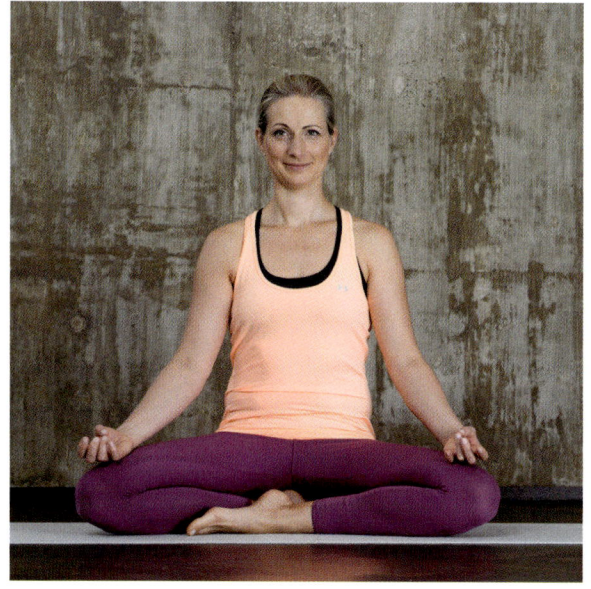

der Versuch, mit der „Liebe zur Weisheit" die Welt und die menschliche Existenz zu ergründen, zu deuten und zu verstehen.

Sie fragen sich hier vielleicht: Warum sollte ich mich darauf einlassen? Ich frage mit einem Augenzwinkern zurück: Warum sollten Sie es nicht? Was letztendlich zählt, ist das, was Ihnen guttut und – in diesem Falle – zu mehr innerer Ruhe verhilft, wenn Sie dieses Ziel denn überhaupt verfolgen. Natürlich können Sie Yoga auch einfach ausüben, um Ihren Körper gesunden oder gesund bleiben zu lassen. Oder ganz einfach, weil es Ihnen Freude macht. Nichts spricht dagegen!

YIN UND YANG

Vielen Menschen ist das Yin- und Yang-Zeichen bekannt: Zwei Flächen, die aussehen wie Regentropfen, teilen sich einen Kreis. Sie stehen für polar einander entgegengesetzte und dennoch aufeinander bezogene Kräfte oder Prinzipien. Der weiße Yang-Regentropfen steht für Helligkeit, Härte, Männlichkeit sowie Aktivität, Bewegung und Hitze. Das schwarze Yin steht für Dunkelheit, Weichheit, Weiblichkeit sowie Ruhe, Passivität und Kühle. Wenn Sie Yoga praktizieren, sind stets Yin- und Yang-Elemente enthalten. Dennoch bietet Yoga auch die Möglichkeit, sich mehr der Hitze oder eher der Kühle zu verschreiben.

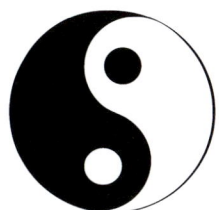

Die elastischen Körperteile wie die Muskeln, die durch Aktivität angesprochen werden können, werden dem Yang zugeordnet. Der eher aktive Yang-orientierte Yoga-Stil führt zu einer Verbesserung des Gleichgewichtsempfindens, der räumlichen Orientierungsfähigkeit, der Flexibilität und zu einer Stärkung der Muskulatur.

Die harten, unflexiblen Körperteile wie Gelenke und Knochen werden dem Yin zugeordnet. Die lang gehaltenen und passiven Positionen des Yin-Yogas erreichen die tieferliegenden Körperschichten sowie das Weichteilgewebe des Bindegewebes (Faszien). Yin steht zwar für Kühle, aber deswegen sollte man Yin-Yoga-Einheit aber nicht für weniger anstrengend halten. Es ist vielmehr „anders anstrengend" und intensiv.

Um eine Einheit oder Balance dieser Kräfte oder Prinzipien zu erlangen, sollte sowohl mit der Muskulatur, als auch mit den Knochen und Gelenken gearbeitet werden. Ob jedoch die Yoga-Praxis schließlich mehr Yin- oder mehr Yang-Elemente enthält, ist nicht entscheidend. Grundsätzlich ist Yoga ganzheitlich, zielt auf mentale Stärke und darauf ab, Körper, Geist und Seele in Einklang zu bringen.

Yin- und Yang-orientiertes Yoga stehen nicht in Konkurrenz zueinander, sondern ergänzen sich prima. Die Anteile von Yin- und Yang-Yoga variieren. Je nach Yoga-Stunde, Yoga-Stil und Yoga-Trainer kann es sein, dass mehr Yang-, aber möglicherweise auch Yin-Elemente enthalten sind. Es gibt aber auch reine Yin-Yoga-Einheiten. Ich persönliche gestalte meinen Yoga-Unterricht manchmal so, dass der erste Teil Yin und der Kühle zugeordnet ist, und der zweite Yang-orientiert ist, also Hitze in den Vordergrund stellt. Das variiert jedoch auch mit den Bedürfnissen meiner Schüler.

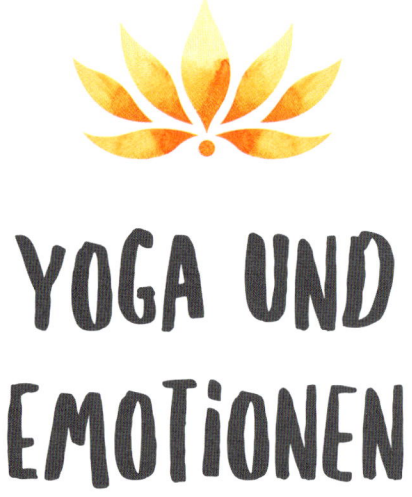

YOGA UND EMOTIONEN

DIE STILLE AUSHALTEN

Menschen sind vielfältig. Yoga ist vielfältig. Und natürlich wirkt Yoga ganz unterschiedlich auf die Menschen. Der eine erträgt die Stille zunächst nicht, fühlt sich aber nach der Stunde gelöst und frei. Der andere ist von der Stille so überfordert, dass er entscheidet, Yoga nie wieder auszuprobieren. Eine Schülerin erzählte mir einmal, dass sie in ihrer ersten Yoga-Stunde überlegt habe, den Raum zu verlassen, weil sie die Endentspannung, das Liegen in Ruhe am Ende der Stunde, enorm gestresst habe. Sie blieb, verließ die Stunde nicht und ist inzwischen seit zwei Jahren dabei. Sie sagt heute, dass sie sich nach der Yoga-Stunde wohler fühle, irgendwie entspannter und aufgeräumter. Sie findet: Liegen zu lernen hat sich gelohnt.

Es kommt sogar vor, dass ein Yoga-Schüler in Tränen ausbricht. In meiner ersten Yoga-Stunde, die ich als Schülerin – als die ich mich übrigens auch heute noch verstehe – erlebt habe, lief mir beim Atmen im Liegen eine dicke Träne die Wange herunter. Die Träne zeigte mir, dass ich unter emotionaler Spannung stand, was mir zu diesem Zeitpunkt nicht bewusst war. Ich war 25 Jahre alt, hatte mit Studium, Arbeit und Leben so viel „um die Ohren", dass mir nicht klar war, wie es in mir aussieht. Meine Traurigkeit nach einem Abschied fand damals nirgends Raum – nur auf der Yoga-Matte. Diese Entladung von Emotionen tat mir gut und machte mir vor allem bewusst, dass ich mehr auf mich achtgeben sollte. Yoga begleitet mich seitdem. Für mich ist es der Anwalt der Work-Life-Balance. Yoga hat mir neben Ausdauer und Kraft, die ich bis dahin vor allem beim

> ### STILLE
> Stille kann ein Weg sein, zu sich zu kommen und bei sich zu sein. Mir hat auf diesem Weg geholfen, das feste Ritual des abendlichen Fernsehens aus meinem Leben zu verbannen. Und immer mal wieder die Empfangspfeile meines Handys auszustellen.

Auspowern beim Joggen und im Fitness-Studio gefunden hatte, Verwurzelung und Ruhe gegeben. Dadurch fühle ich mich fokussierter und gleichzeitig verbundener mit der Welt.

YOGA AUSPROBIEREN

Eine Freundin wiederum erzählte mir, dass sie aufgrund einer ähnlichen Erfahrung in ihrer ersten Yoga-Gruppenstunde entschieden habe, dass Yoga nichts für sie sei. Diese Entscheidung zu treffen ist natürlich ihr gutes Recht, jeder darf und kann für sich entscheiden, was sich gut und richtig anfühlt und was nicht. Aber diese Entscheidung nach nur einer Stunde zu treffen, finde ich persönlich sehr schade, aus verschiedenen Gründen. Eine einzelne Yoga-Stunde kann gar nicht zeigen, was Yoga alles draufhat. Yoga kann mehr als Gefühle hervorbringen, mehr als Gedanken managen und auch mehr als Stille und Entspannung bringen. Das wird sich vielleicht nicht in der ersten Stunde zeigen. Aber wenn Sie vorhaben, es mit Yoga zu versuchen, sollten Sie dem auch eine Chance geben, länger als nur eine Stunde. Probieren Sie es aus! Testen Sie ruhig verschiedene Stile, verschiedene Gruppen, verschiedene Lehrer. An dieser Stelle möchte ich darauf hinweisen, wie wichtig im Gruppen- oder Einzel-Unterricht ein emphatischer, geschulter Yoga-Lehrer oder Yoga-Therapeut ist. Auch, aber nicht nur, um die Schüler zu bestärken, weitere Yoga-Arten auszuprobieren. Wichtig ist: Ihr Yoga-Lehrer sollte Ihnen sympathisch sein!

Doch alles beginnt ja mit dem ersten Schritt. Sie können mit diesem Buch beginnen, sich „Ihrem" Yoga zu nähern, um in die Entspannung zu kommen. Sie beginnen damit und machen dann Schritt für Schritt, in Ihrem Tempo, weiter. Und es ist auch vollkommen in Ordnung, wenn Sie mit einer Übung überhaupt nichts anfangen können. Suchen Sie sich einfach eine andere. Vielleicht merken Sie auch, dass es Ihnen allein schwerfällt, die Übungen auszuführen, oder Ihnen ein Korrektiv und eine persönliche Anleitung fehlt. Dann suchen Sie sich eine Yoga-Schule in der Nähe, testen Sie, ob Sie lieber in Gemeinschaft oder allein Yoga ausüben wollen, grundsätzlich oder nur für die ersten Schritte eine Begleitung brauchen. Vielleicht hilft es Ihnen auch, erstmal eine Runde um den Block zu laufen! Vergessen Sie nur bitte nicht, Ihren Atem von der Garderobe mitzunehmen …

HÖHER, SCHNELLER, WEITER? YOGA UND DER WETTKAMPFMODUS

Je nach Yoga-Schule, Yoga-Stil, Atmosphäre im Unterricht, Einstellung und Haltung der Unterrichtenden kann in Yoga-Stunden möglicherweise das entstehen, was Yoga meiner Ansicht nach eben nicht sein sollte: ein Leistungsmesser oder gar Leistungsdruckverstärker. Es gibt ehrgeizige Schüler, die eben doch darauf gucken, was der Nachbar auf der nächsten Matte besser kann, und geraten dann in einen Wettkampfmodus, anstatt bei sich anzukommen. Davon erzählte mir auch eine Schülerin. Sie besuchte mit einer Freundin eine Yoga-Gruppenstunde. Ihre Freundin war körperlich flexibler, und sie verglich sich automatisch mit ihr: Was? Sie kommt so tief? Das muss ich auch können! Schon entstand Stress, und sie verletzte sich sogar leicht.

Für Menschen, die zu dieser Art „Wettkampfmodus" neigen, kann es daher sinnvoll sein, zunächst Einzelunterricht zu nehmen oder gezielt eine Gruppe zu suchen, in der der Lehrer bemüht ist, jeden Wettkampf zu vermeiden. Oder Sie beginnen allein, in Ihrer gewohnten Umgebung. Auch das kann helfen, Stress zu vermeiden. Sie wissen schon, was Ihnen guttut und wie Sie am besten relaxen! So werden Sie lernen, den Stress abzuhängen.

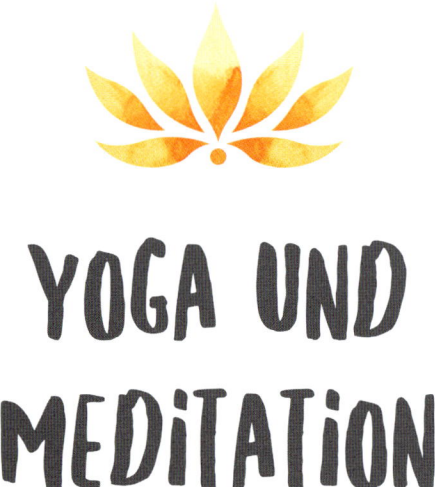

Yoga und Meditation

Um (wieder) Herr der eigenen Gedanken zu werden, gibt es mentale Techniken, mit deren Hilfe trainiert werden kann, den Geist in die Stille zu bringen. Ein Sammelbegriff für diese Techniken ist „Meditation". Meditation ist ein wichtiger Bestandteil des Yoga. Das Bild, das Sie vielleicht jetzt vor Augen haben, ist das eines Yogi, der im „Lotussitz" sitzt, die Hände im Schoß, die Augen geschlossen hält und dabei „Om" ruft – und also meditiert. Dieses Bild ist nur bedingt richtig.

Ursprüngliches Ziel des Yoga war und ist es oft auch heute noch, es so lange wie möglich in bestimmten Sitzpositionen „auszuhalten", um in diesen Positionen über eine möglichst lange Dauer meditieren zu können. Diese Sitzhaltungen werden „Asanas" genannt. Und gleichzeitig, jetzt wird es verwirrend, bezeichnen Asanas eben nicht nur Sitzpositionen, sondern auch andere Haltungen und Übungen. Der Sonnengruß (siehe S. 97 bis 113) ist nichts anderes als eine Abfolge von Asanas.

Dem Wort „Meditation" liegt das lateinische „meditatio" zugrunde, was so viel heißt wie „nachdenken, überlegen, nachsinnen". Meditation kann sich auf das Versenken in einen besonderen Bewusstseinszustand beschränken, aber auch dem Ziel dienen, eine spirituelle Dimension zu erleben. Meditation kann aber auch anders verstanden werden: Es geht meiner Meinung bei Mediation nicht unbedingt um einen Rückzug von der Welt, sondern viel eher um ein Näherrücken an die Welt. Meditation bringt ein Gefühl für die grundsätzliche Verbundenheit allen Lebens mit sich. Im Hinblick auf die Ziele des Relaxed Yoga würde ich folgende Vorstellung vorschlagen: Stille im Geist lässt sich nicht nur in einer Sitzhaltung für Meditation und auch nicht nur regungslos am Ende einer Yoga-Stunde erfahren, sondern auch während der körperbetonten Übungspraxis. Immer dem Atem folgend. Yoga ist für mich Meditation und Meditation ist auch Yoga.

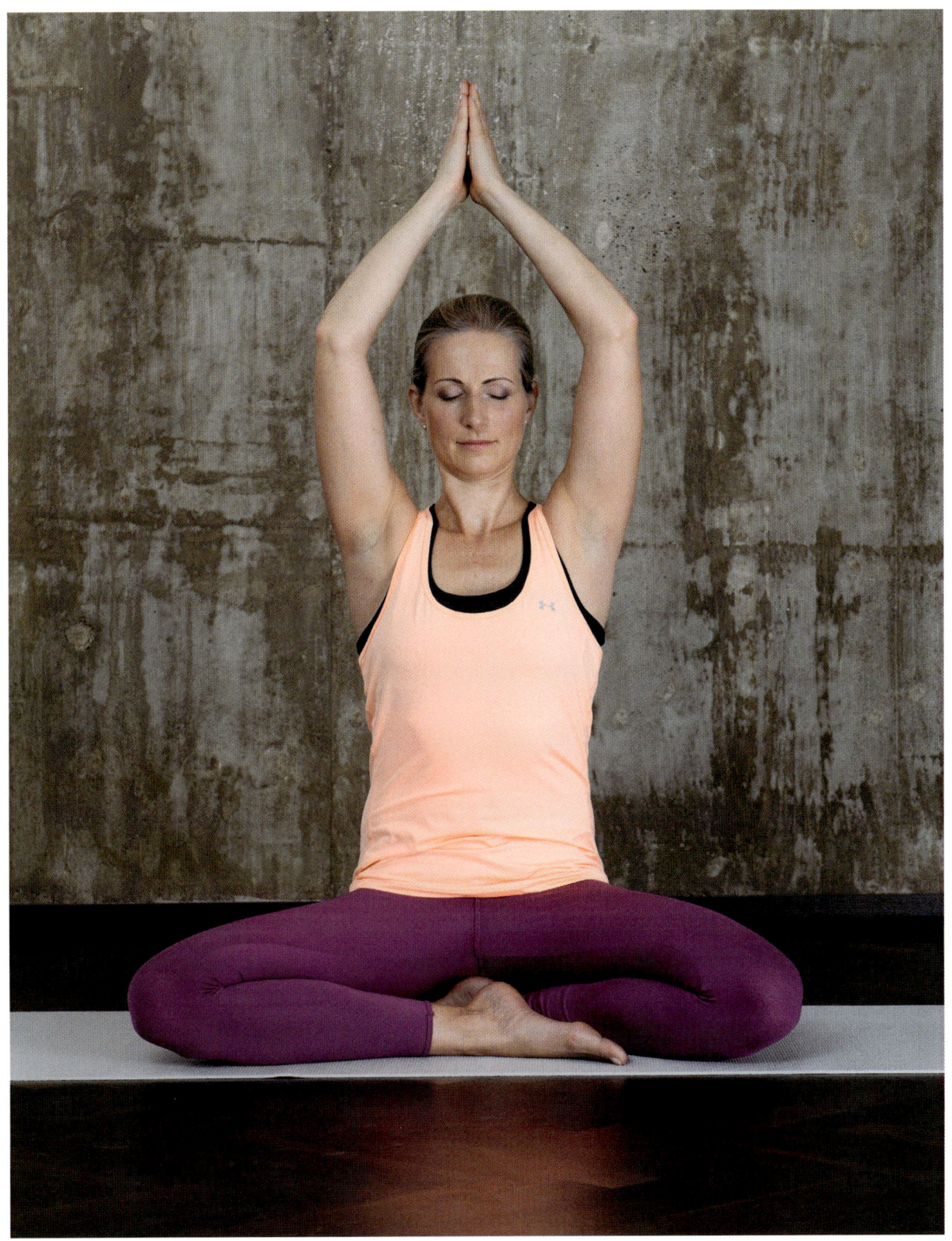

Yoga, Faszien und der Stress

Faszien sind die Weichteilkomponenten des Bindegewebes. Sie waren lange Zeit höchsten als lästiges Verpackungsmaterial des Körpers bekannt. Aber in den vergangenen 15 Jahren haben die Faszien, das Bindegewebsnetzwerk unseres Körpers, zunehmend an Aufmerksamkeit gewonnen. Faszien lassen sich ganz gut als „Organ der Form" beschreiben: Wie bei einer Orange, deren Frucht unter der Schale von einer dicken weißen Schicht umhüllt und deren Scheiben durch dünne Häutchen zusammengehalten und voneinander getrennt werden, halten auch Faszien die Bestandteile des menschlichen Körpers zusammen und verleihen ihm so seine Form.

Die Funktionen, die den Faszien heute zugeschrieben werden, gehen über diesen „formalen" Aspekt hinaus. Sie werden häufig sogar als größtes Sinnesorgan des Körpers betrachtet. Die Bedeutung, die ihnen zugeschrieben wird, ist wirklich nicht hoch genug einzuschätzen. Faszien sind empfindungssensibel für Schmerzen und stehen in Verbindung mit dem vegetativen Nervensystem und dem Immunsystem.

Faszien umhüllen Muskeln und Muskelgruppen und sie durchziehen den Muskel auch. Sie „kommunizieren" untereinander und mit den Muskeln und tragen auf diese Weise zur Kraftübertragung bei Bewegungen bei. Faszien umschließen auch Knochen, Blutge-

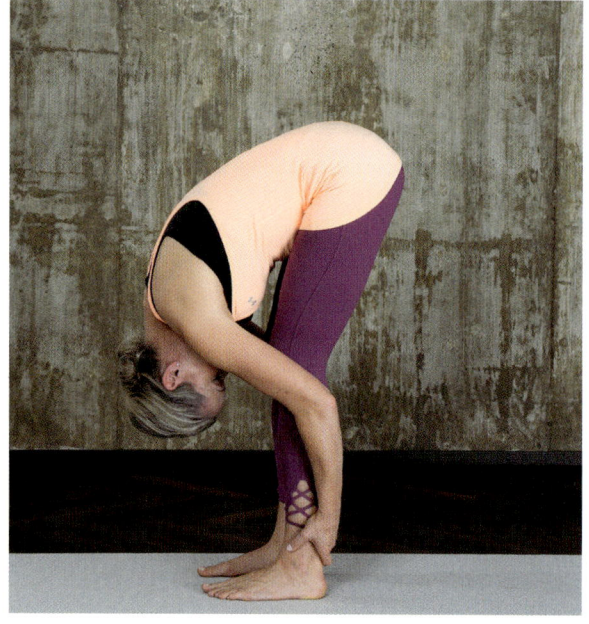

…fäße und Nervenbahnen. Zum tiefliegenden Fasziengewebe zählen auch Bänder, Gelenkkapseln, Knorpel und Sehnen. Die oberflächliche Faszienschicht, lockeres Binde- und Fettgewebe, befindet sich direkt unter der Haut. Faszien umschließen auch die Organe und Drüsen. Zudem füllen sie auch freien Raum des Körpers.

Wenn unsere Faszien verfilzen oder verkleben, kann das zu Schmerzen führen, die früher noch anderen Körperstrukturen zugeordnet wurden. Neben grundsätzlichem Bewegungsmangel und zu einseitiger Bewegung, ungesundem Ernährungsverhalten und Verletzungen hat auch Stress Auswirkungen auf unsere Faszien: Sie ziehen sich, bedingt durch die steigende Anzahl der Stresshormone, zusammen. Sie verkrampfen förmlich.

KÖRPER UND SEELE IM EINKLANG

Da Stress im Kopf beginnt, kann Ihnen mentales Training wie Meditation helfen, den Hebel dort bereits anzusetzen. Und wie schon erwähnt: Für mich ist Yoga Meditation. Und Meditation ist Yoga. Bewegungs- oder Übungsfolgen helfen Ihnen, nicht nur im Kopf, sondern auch auf körperlicher Ebene zu entspannen. Und natürlich brauchen auch Faszien Bewegung.

Sowohl Yin- als auch Yang-orientiertes Yoga zielen darauf ab, Körper, Geist und Seele in Einklang zu bringen. Im Yoga werden die Faszien immer mit angesprochen. Beim eher passiven, sehr sanften Yin-Yoga-Stil liegt ein besonderer Fokus auf den Faszien.

Faszien können aber auch mit speziellen dynamischen Bewegungen und Übungen „entfilzt" und „entklebt" werden. Dynamische Faszien-Übungen finden Sie auf den Seiten 86 bis 90.

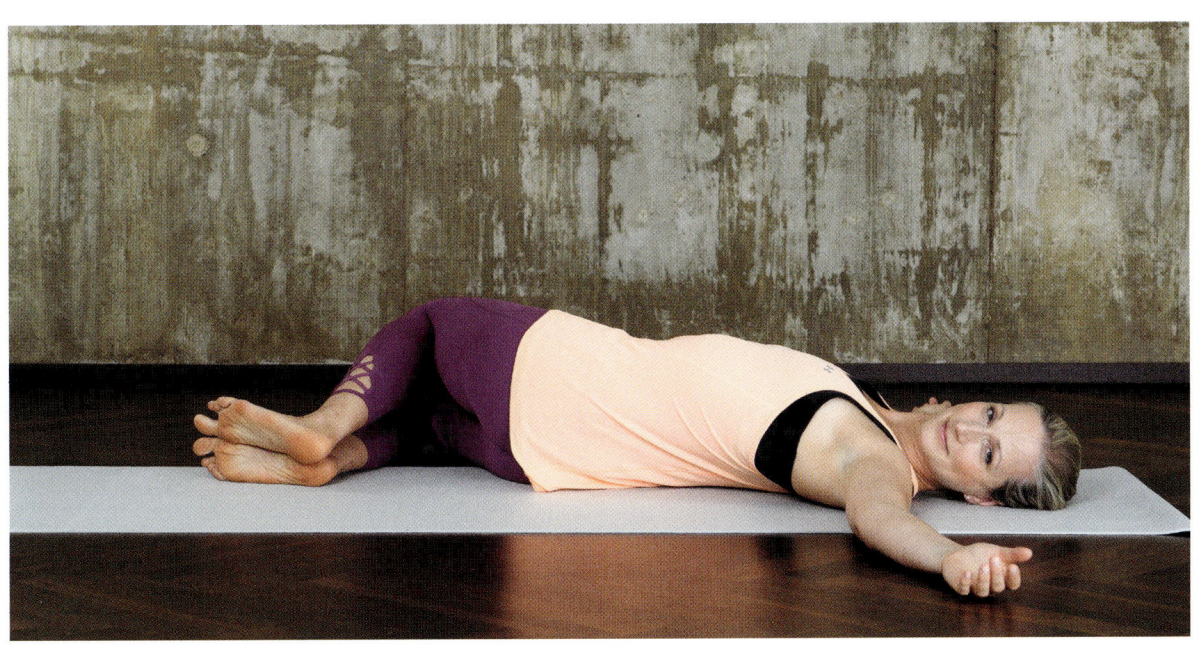

Konzentration auf das Atmen

Warum Yoga vielleicht gerade der westlichen Welt so eine große Hilfe sein kann, im Hier und Jetzt zu leben und auf diese Weise letztendlich gesund zu bleiben, ist leicht zu beschreiben: Es ist vor allem die Kombination aus Atem und Bewegung oder Atem und Haltung – wobei der Atem immer führt. Sich das Atmen als Werkzeug bewusst zu machen fällt jedoch gerade Anfängern oft schwerer, weil die Gedanken es lieben, sich immer wieder in den Vordergrund zu spielen. Sie sind es ja auch gewohnt, die Hauptrolle spielen zu dürfen. Im Prinzip lassen sich die Gedanken als eine Art Gegensatz zum „inneren Schweinehund" beschreiben, am besten wie einen Schwarm emsiger Bienen: fleißig und im ständigen Einsatz. Im Yoga, wie auch bei mentalen Techniken, führt der Atem dazu, die Gedanken in den Hintergrund zu bringen und auf ihren Platz zu verweisen. Wie eine Bienenkönigin, die dafür sorgt, dass der Bienenstock ruhig und gesund ist und damit fortbesteht.

Die Konzentration auf den eigenen Atem kann die Gedankenflut stoppen, die so typisch für das westliche Weltbild von Fleiß, Vernunft und Leistung ist: Vernünftig zu sein heißt, im Denkprozess zu sein und klug zu handeln. Aus klugen Gedanken entstehen schließlich kluge Taten, die sich, vor allem im Berufsleben, dann rechnen sollen. Manchmal kann sich das viele Denken jedoch auch rächen, nämlich dann, wenn es zu viel wird. Ist der Mensch nämlich nicht mehr „Herr seiner Gedanken", weil die sich verselbstständigen und sich der Geist in ständiger Unruhe befindet, wirkt sich das aufs Gemüt, die Stimmung, aus – und zwar verschlechternd. In der Regel haben wir in unserem westlichen Denken nicht gelernt, bewusst Autonomie über unsere Gedanken zu bekommen und so zu entscheiden, ob wir ihnen folgen wollen oder nicht.

PRANAYAMA: YOGA UND DER ATEM

Ohne spezielle Techniken kann kaum ein Mensch den natürlichen Atemreflex länger als 60 Sekunden unterdrücken. Zumindest unter den Druckverhältnissen auf Meereshöhe hat es bisher noch kein Mensch geschafft, absichtlich – und ohne Hilfsmittel – so

ATMEN IM YOGA

Sich den Vorgang des Atmens bewusst zu machen und richtig zu atmen, ist die Kunst des Lebens. Im Yoga kommen Körper und Geist durch Atemübungen in Harmonie. Nur so gelangt der Mensch in die Stille und Tiefe des Yogas. Und nur auf diese Weise machen Sie Yoga und nicht einfach eine Fitness-Übung.

lange nicht zu atmen, bis er ohnmächtig umkippt, weil sein Gehirn nicht mehr genügend Sauerstoff erhält. Die Physiologie des Menschen zwingt ihn reflexartig zum Einatmen. Das Atemzentrum gibt dem Zwerchfell auch dann Impulse, sich zusammenzuziehen, wenn Menschen die Luft anhalten. Kein Wunder: Ohne Sauerstoffzufuhr stirbt der Mensch. Darum hat sich Mutter Natur eine Menge einfallen lassen, damit geatmet wird. Atmen ist aber weitaus mehr als reine Sauerstoffversorgung: Neben dem „Energielieferanten", dem Einatmen, gibt es ja auch das Ausatmen. Damit wird verbrauchte Energie größtenteils in Form von Stickstoff nach draußen transportiert. Es hilft auch im übertragenen Sinn, Altes loszulassen.

In der Regel wird beim Yoga durch die Nase geatmet. Warum das so ist? Erstens fließt auf diese Weise der Atemstrom gleichmäßiger. Zweitens liegen die für die Entspannung wichtigen Reflexpunkte oberhalb der Nasenwurzel. Durch das Atmen durch die Nase werden sie angeregt. In den ersten Atemübungen geht es darum, Sie für Ihren Atem zu sensibilisieren (S. 43 bis 49). Ein Bewusstsein für Ihren Atem zu bekommen ist unerlässlich, um Yoga zu praktizieren zu können. Auch das richtige Atmen werden Sie lernen.

Gähnweltmeister und Seufzexperten

Um ein Gefühl für die richtige Atmung zu bekommen, müssen wir uns zunächst mit unserem „Hauptatemmuskel", dem Zwerchfell, beschäftigen. Unser Zwerchfell sorgt in stressigen Situationen für Entspannung, indem es uns seufzen oder gähnen lässt. Auch das hat Mutter Natur für die Menschen eingerichtet. Leider gelten Seufzen und Gähnen bei uns häufig als unhöflich, sodass wir diese nützlichen Stressventile nicht nutzen, sondern Gähn- und Seufzreize zu unterdrücken versuchen.

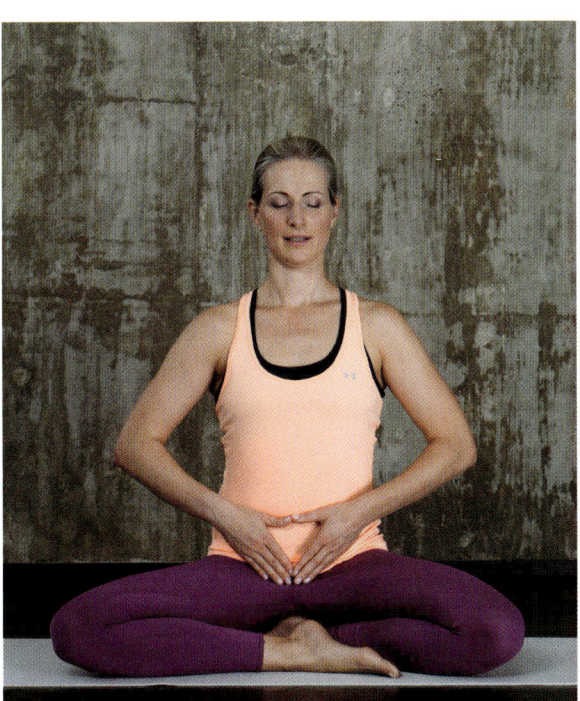

Ich plädiere hiermit ganz klar für die Wiedereinführung des Seufzens und Gähnens in Gesellschaft. Es ist ein natürliches Aufatmen in stressigen Lebenssituationen und gehört in einen Atem-Knigge! In meinem Unterricht, übrigens auch in allen Nicht-Yoga-Stunden, darf daher immer gegähnt und geseufzt werden, was das Zeug hält. Also: Probieren Sie es aus! Sie werden anfangs merken, dass es gar nicht so leicht ist, der Natürlichkeit freien Lauf zu lassen. Das muss man erst wieder richtig üben. Aber Sie werden sehen: Es macht Spaß!

WAS WOLLEN SIE SICH MIT YOGA ERSCHAFFEN?

»AM WICHTIGSTEN IST INNERER FRIEDE.«
Dalai Lama

»ENTSCHEIDEND IS' AUF'M PLATZ.«
Adi Preißler

GRENZ-CHECK

Der Rasen des Nachbarn ist immer grüner. Kennen Sie das? Gut, dass es dafür – auch gedanklich – einen Zaun gibt. Sich symbolisch gegenüber Außenwelt abzugrenzen kann man auch üben. Ich habe das Prinzip „Grenz-Check" getauft.

Yoga-Platz
Wichtig ist: Auf der Matte. Das gilt beim Yoga ganz ähnlich wie beim Fußball. Tore schießen Sie beim Yoga allerdings nur für sich. Eigentore bekommen hier eine ganz andere Bedeutung: Es geht darum, die daraus entstehenden Punkte für sich selbst – also in Ihrem Inneren – zu sammeln. Also verabschieden Sie sich von dem Gedanken, hier für andere punkten zu müssen: nicht für Ihre Fans, nicht für Ihren Trainer und nicht für Ihren (Matten-)Nachbarn.

Ihre Nachbarin oder Ihr Nachbar
Was Ihre Nachbarin oder Ihr Nachbar mit Ihnen zu tun hat? Das frage ich Sie! Trägt sie vielleicht dieselbe Yoga-Hose wie Sie? Oder hat seine Matte dieselbe Farbe? Hat er mehr Muskeln? Hat sie einen flexibleren Körper? Mehr Ausstrahlung?
Wenn Sie zu Hause mit diesem Buch arbeiten, müssen Sie sich um Ihren Nachbarn eigentlich keine Gedanken machen. Oder hat der vielleicht einen grüneren Rasen? Wenn Sie mit Ihrer Yoga-Praxis beginnen, ist eines ganz wichtig: Verabschieden Sie sich höflich von allen Nachbarn. Denn die stecken in einem anderen Körper, besitzen mehr oder weniger Kraft, haben andere Sehnen, Bänder, Gelenke, Knochen und Knochenstellungen und auch andere Gedanken, die sie bestimmt auch anders managen. Oder anders gesagt: Nachbarn lenken Sie nur von sich selbst ab.

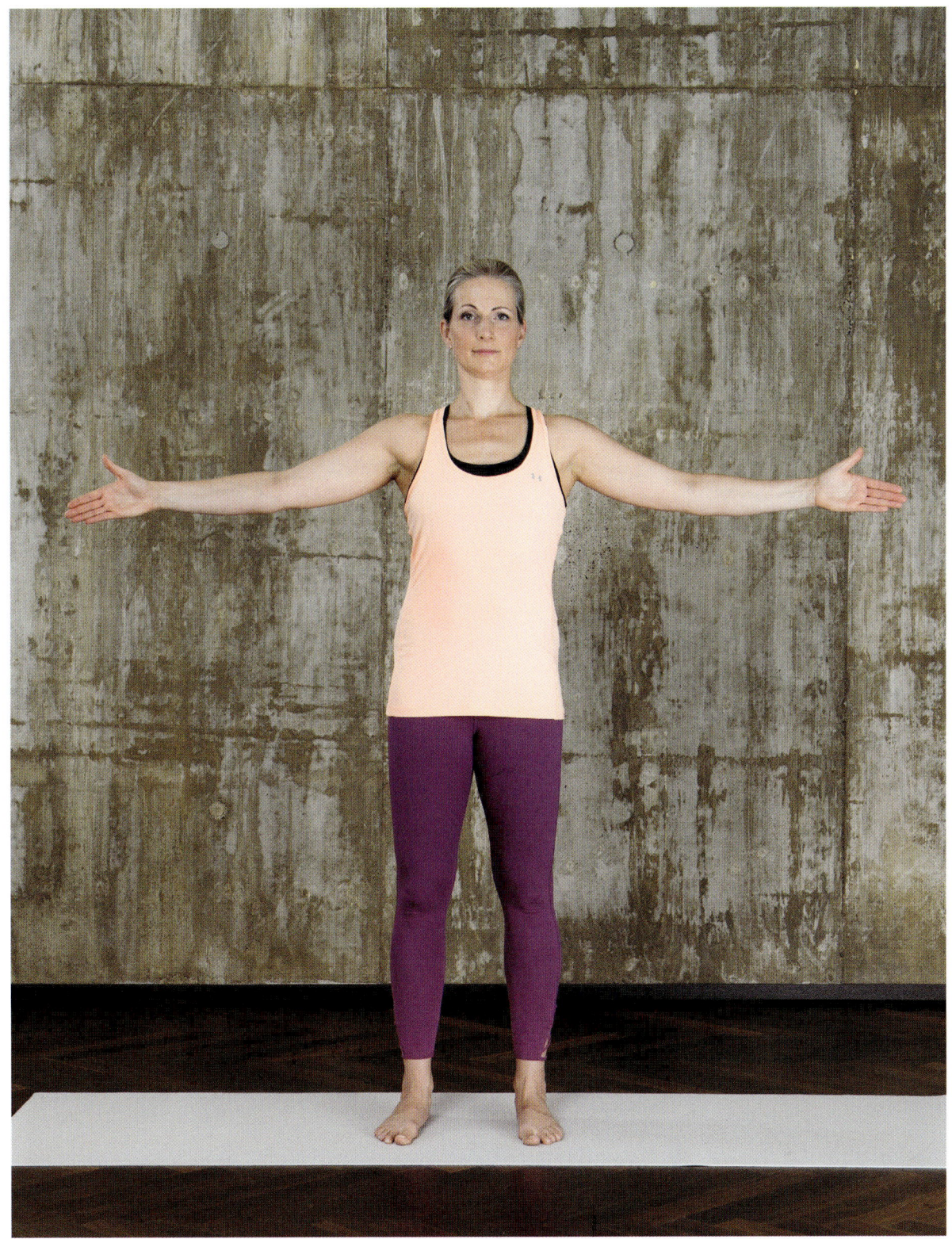

Sie selbst

„Meine Güte, ging mir der Chef heute auf die Nerven. Habe ich eigentlich den Stecker des Bügeleisens rausgenommen? Mist, da ist Dreck unter meinen Fingernägeln, den mach ich jetzt noch schnell weg ..." Kennen Sie das? Nicht nur der Chef, auch das Innere kann ganz schön nerven. Besonders, wenn es außen plötzlich ruhig ist, ohne Handy, Radio oder Fernseher, kann es innen ganz schön laut werden. Die Gedanken kreisen um den bisherigen Tag. Und wenn die abgeschüttelt sind, setzt erneut der Vergleich mit dem Mattennachbarn ein. Es kann zunächst schwer sein, sich in innere Ruhe zu versetzen und sich zu fokussieren.

STADION DER STILLE

Wenn Sie sich heute Ruhe wünschen, dann kann es sinnvoll sein – gerade, wenn Ihr innerer Blick auf zu viele Nachbarn fokussiert ist –, zunächst allein mit diesem Buch in die Yoga-Praxis zu starten oder für den Anfang Einzelunterricht mit einem Yoga-Trainer zu nehmen. Doch mit ein bisschen Übung können Sie sich auf Ihrer Matte ein Fußballstadion voller Stille erschaffen. Vielleicht soll es auch eine Pferdeweide in den Rocky Mountains oder eine Eisscholle in Alaska sein. Ihrer Fantasie sind keine Grenzen gesetzt: Schaffen Sie sich Ihre Ruhezone. Wenn Sie sich dazu entschieden haben, Ihr Stadion der Stille zu erschaffen, dann checken Sie auch die Grenze, wer da gerade noch – vergleichsweise und imaginär – auf Ihrer Matte im Stadion, auf der Weide oder auf der Scholle sitzt oder in Ihrer Gedankenwelt Kreise zieht.

Und wenn die Gedanken, Ihr Nachbar oder Ihre Fans Sie davon abhalten, bei sich zu bleiben: Haben Sie Geduld, machen Sie weiter und versuchen Sie es erneut. Vertrauen Sie darauf, dass Sie wissen, wie Sie in Ihre Ruhe gelangen. Und dabei können Sie sicher sein: Ihre Vorstellungen werden von denen Ihres Nachbarn abweichen, Sie brauchen sich also gar nicht erst zu vergleichen. Sobald Sie in Ihrer Ruhe angekommen sind, wird es Ihnen sowieso völlig egal sein, welche Vorstellungen Ihr Nachbar hat.

WENIGER IST MEHR – ABER DAS BITTE REGELMÄSSIG

Es ist Ihr Tun, das Ihnen bei der Yoga-Praxis auf Ihrem Weg zu mehr Einheit und Ruhe weiterhelfen wird. Doch wie starten? Mit dem ersten Schritt.

Tipps für den Anfang:
1. Besser 15 Minuten täglich üben als eine Stunde pro Woche.
2. Aber besser eine Stunde pro Woche üben als gar nicht.
3. Üben Sie in einem Raum, den Sie mögen.
4. Üben Sie zu einer Zeit, die Sie mögen und die sich gut in Ihren Alltag und in Ihren Lebensrhythmus integrieren lässt.

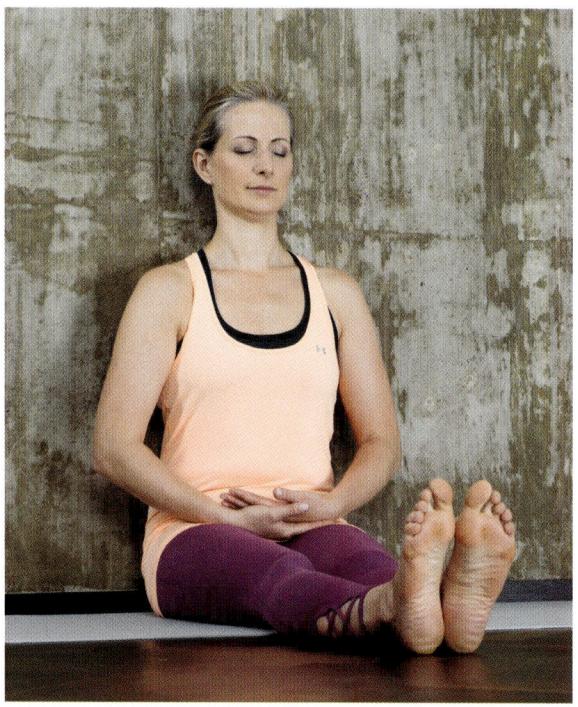

5. Üben Sie ohne Brille und ohne störenden Schmuck.
6. Üben Sie mit zusammengebundenem Haar.
7. Legen Sie sich Hilfsmittel bereit (siehe S. 36).
8. Ihr Handy sollte nicht in der Nähe sein. Am besten legen Sie dies in ein anderes Zimmer und schließen die Tür. Sollten Sie sich einen Meditationstext auf das Handy gesprochen haben, holen Sie es sich dafür in den Raum, aber schalten Sie den Empfang aus (z. B. mit dem Flugmodus).

Die Frage nach der richtigen Tageszeit sollten Sie nicht unterschätzen, sondern gründlich darüber nachdenken und es gern auch ausprobieren. Überlegen Sie sich, ob Sie eher die Entspannung am Abend suchen oder lieber morgens mit Ihrer Yoga-Praxis beginnen, zum Beispiel mit dem Ziel, relaxt durch den Arbeitstag zu kommen. Natürlich ist auch beides möglich, je nach Tag und Stimmung. Wie gesagt: Probieren Sie es aus!

Ein weiterer wichtiger Tipp: Schaffen Sie sich Rituale. Zähneputzen ist ein Ritual. Eltern geben es ihren Kindern mit auf den Weg. Über eine lange Zeit lernen sie, jeden Morgen und jeden Abend die Zähne zu putzen und müssen immer wieder daran erinnert werden. Wissen Sie noch, wie lange Sie gebraucht haben, um das zu verinnerlichen und von selbst zu tun? Unterstützt durch liebevoll-genervte Schubser Ihrer Eltern, die Sie deswegen immer wieder dazu anhielten, weil sie wussten, wie wichtig das für Ihre Gesundheit ist.

Statt liebevoller Eltern gesellt sich mit zunehmendem Alter ein anderes Wesen an unsere Seite: Mit einem frechen Grinsen versucht unser innerer Schweinehund uns süffisant grunzend immer wieder vor Augen, dass es doch morgens viel schöner wäre, noch länger im Bett liegen zu bleiben, oder lockt uns nach einem langen Tag auf die gemütliche Couch. Unser Schweinehund ist zuverlässig und äußerst treu. Ihn auf Abstand zu halten kann lange dauern. Daher ein Tipp von mir: Setzen Sie sich gerade am Anfang nicht zu sehr damit unter Druck, gleich zu viele Rituale in Ihr Leben und das Leben Ihres Schweinehundes einzubauen! Das riecht er sofort und grunzt Ihnen im Schweiße Ihres gerade begonnenen Yogi-Lebens zu: „Na siehste? Ist zu viel für dich. Im Bett ist viel schööööner!" Dann heißt es möglicherweise schneller, als Ihnen lieb ist: Back to bed. Und zurück auf Start.

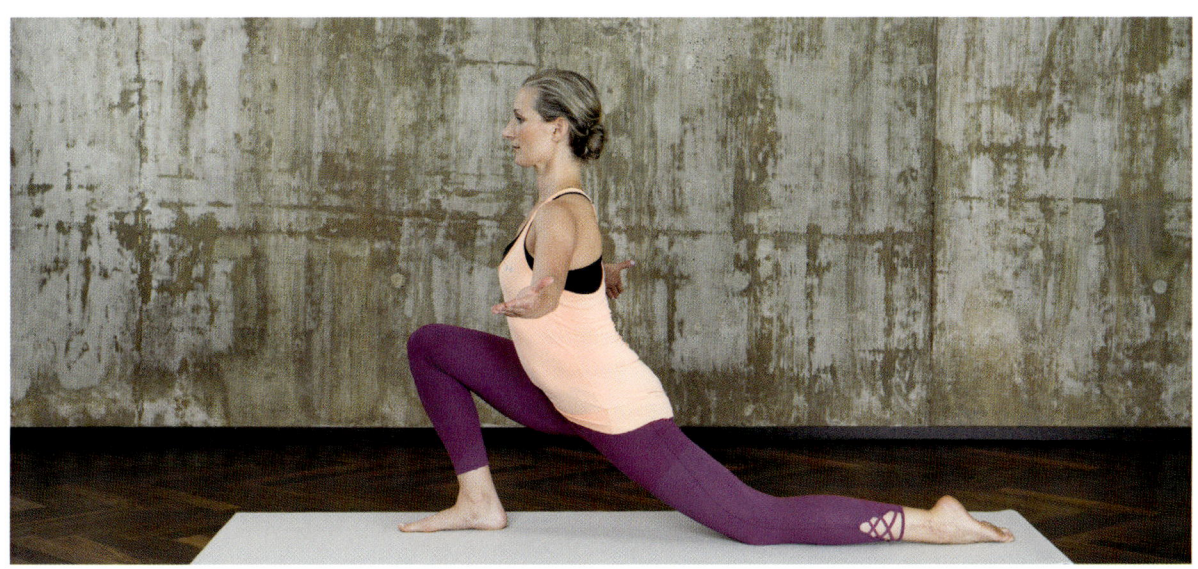

EINE FRAGE DER HALTUNG

Keine Sorge: An dieser Stelle geht es nicht um die berühmte B-Note. Es ist nicht die Haltung im Sinne einer besonders – für andere – schönen Übungsausführung gemeint.

Nach dem **Wo?** – auf ebenerdigem festem Grund, einer Yoga-Matte in einem für Sie angenehmen Raum oder auf einem schönen Fleckchen Erde in der Natur, dem **Wann-WIE?** – Tagesritual, Weniger-aber-regelmäßig-ist-mehr-Prinzip, kommt nun das **Wie-WIE**: Mit welcher Einstellung gehe ich heran?

Wie-WIE – die Einstellung

Im Prinzip ist es egal, wo Sie Yoga praktizieren, und die Entscheidung über das morgendliche oder abendliche Üben in der Regel schnell getroffen. Dem Wie-WIE kommt jedoch im Vergleich dazu eine größere Bedeutung zu. Da das Wie-WIE natürlich IHR Wie-WIE ist, kann das, was ich Ihnen in diesem Buch vorschlage, eben nur eines sein: ein Vorschlag. Vielleicht kommen Ihnen auch ganz andere Ideen.

In jedem Fall muss ich nicht lange darüber nachdenken, welche Haltung und Einstellung in einem „Relaxed Yoga"-Buch empfehlen möchte: eine entspannte.

Fragen Sie sich zunächst: Was könnte Ihnen passieren, wenn Sie jetzt mit Ihrer Yoga-Praxis beginnen? Richtig. Sie können „schlimmstenfalls" relaxter durch Ihr Leben gehen. Soll heißen: Sie können es sich mit diesem potenziellen neuen Lebensbestandteil einfach schöner machen und müssen nicht plötzlich jemanden am offenen Herzen operieren oder die gesamte Welt retten. Ich schlagen Ihnen also folgende Einstellung vor: „Ich gehe jetzt erst einmal entspannt und so achtsam und diszipliniert, wie es mir und meinem Schweinehund und meinem Bienenschwarm möglich ist, an meine Yoga-Praxis. Ich möchte in dieser Woche täglich Yoga praktizieren. Und diese Woche beginnt heute."

Sie können Rituale finden, um sich auf Ihre Yoga-Praxis einzustimmen und in eine entspannte Haltung zu finden, und das können auch einfache Kleinigkeiten sein. Manchmal reicht hier schon ein Wort. Dazu habe ich eine kleine Anekdote: Vor einigen Jahren war ich mit meiner Schwester und Freunden in Südtirol, um zu wandern. Das wunderschöne Hotel, in dem wir wohnten, hatte vor den Ausflügen eigentlich eine Yoga-Stunde angeboten, die jedoch aufgrund zu geringer Teilnehmerzahl ausfiel. Spontan übernahm ich den „Mini-Kurs" für meine Schwester und zwei der anderen Gäste. Meine Schwester, die bis dahin noch nicht mit mir zusammen Yoga praktiziert hatte, fragte mich danach beim Abendbrot ganz interessiert nach einem Wort, das ich am Ende, bei der Tiefenentspannung, immer gesagt hätte, „Enpaaan" oder so. Das sei doch bestimmt Sanskrit. Was das eigentlich bedeute? Ich überlegte, welches vermeintlich kluge Wort ich denn da von mir gegeben hatte. Als mir in den Sinn kam, was sie meinte, musste ich schallend lachen: Als ich die Yoginis anleitete, mit jedem Ausatemzug zu entspannen, muss ich so genuschelt haben, dass sie statt „Sage dir innerlich:

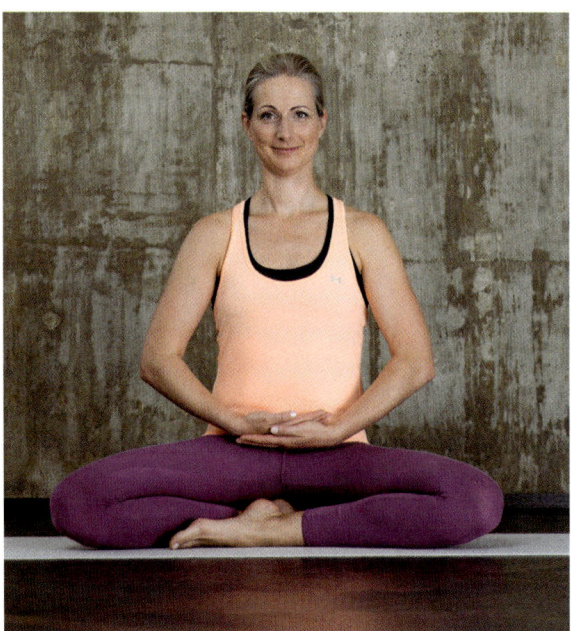

Ich bin entspannt." verstand „Ich bin ENPAAAN."
Danach war unser Tisch der mit den meisten
Lachern. Und das geflügelte Wort, das wir seitdem für
so ziemlich alles nutzen, wenn es darum geht, dass
wir uns nicht stressen wollen, ist natürlich Enpaaan.

EINE FRAGE DER YOGA-ART

In diesem Buch kommen zu großen Teilen Asanas vor, also Übungen und Haltungen, die dem Hatha-Yoga entsprechen. Darunter sind Vorbeugen, Rückbeugen und Seitbeugen, Drehungen, Umkehrhaltungen und Sitzhaltungen, Gleichgewichtsübungen und vieles mehr. Zudem lasse ich allgemeine Mobilisationen, entspannende („entfilzende") und dynamische Faszienarbeit als Relax-Snacks für zwischendurch einfließen.

Achten Sie auf Ihre Bedürfnisse

Grundsätzlich orientiere ich mich bei den Übungen an den Bedürfnissen des Übenden. Bitte machen Sie es ebenso: Folgen Sie bei allen Vorschlägen stets Ihren Bedürfnissen und Empfindungen. Spüren Sie in sich hinein, ob Ihnen eine Übung guttut, und variieren Sie die Stellung so, dass sie sich an Ihren Körper anpasst, nicht umgekehrt. Nutzen Sie Hilfsmittel wie Decken, Bolster, Bücher etc., um zu großen Druck oder zu starke Dehnungen zu vermeiden. Begeben Sie sich unbedingt behutsam in die Yoga-Positionen. Verlangen Sie nicht zu viel von sich und Ihrem Körper, erwarten Sie nicht, dass Ihnen jede Haltung sofort gelingt. Wiederholen Sie jede Übung, probieren Sie Alternativen aus, testen Sie, ob und welche Hilfsmittel Sie brauchen. Dies alles kann und wird sich im Laufe Ihrer Yoga-Praxis ändern. Führen Sie also bestimmte Varianten und Positionen immer wieder aus, finden Sie heraus, ob sich Ihr Bewegungsspielraum verändert hat.

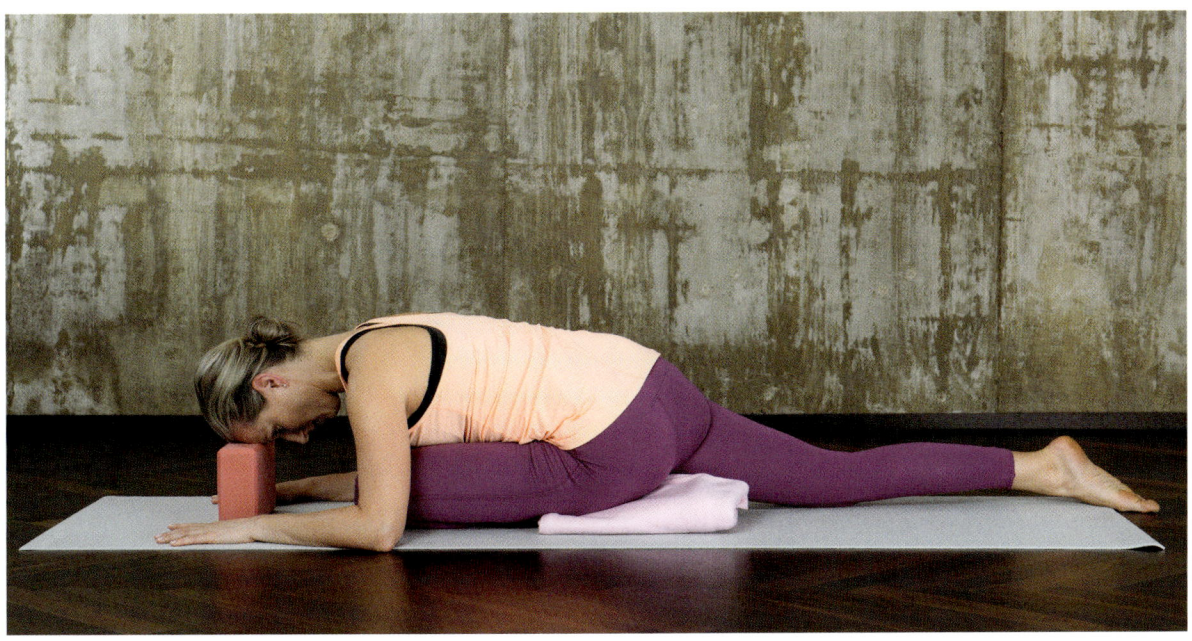

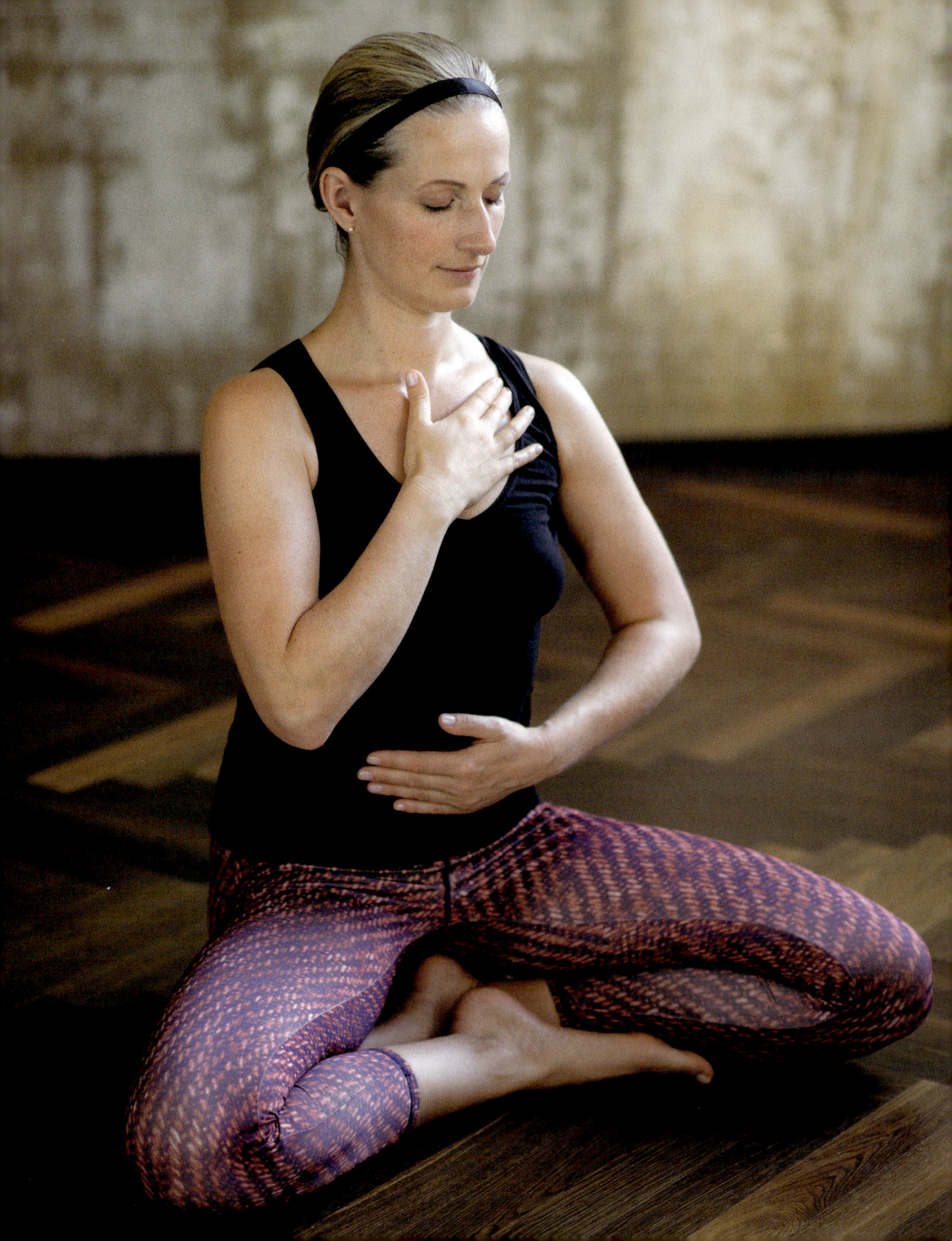

Auf dem Weg zur Yoga-Praxis

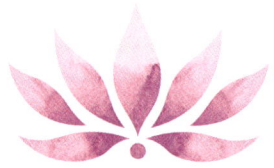

YOGA-HILFSMITTEL

Gleich geht es los, ich möchte Ihnen nur noch kurz die Hilfsmittel für Ihre Yoga-Praxis vorstellen. Die gute Nachricht lautet: Für Relaxed Yoga brauchen Sie wirklich nur wenig. Und das meiste davon finden Sie wahrscheinlich in Ihrem Haushalt und müssen es erst nicht extra kaufen. Natürlich können Sie professionelle Stützkissen, sogenannte „Bolster", kaufen, die gibt es in allen erdenklichen Farben und Mustern im Handel. Das gilt genauso für sogenannte „Yogablöcke" aus Kork oder anderen Materialien, das sind ebenfalls Stützelemente. Aber gerade für den Anfang können Sie stattdessen auch einfach Decken und dicke Bücher verwenden.

Für Ihre Yoga-Praxis brauchen Sie:
1. Decken
2. dicke Bücher
3. einen einfachen Stuhl
4. eine Wand
5. etwas zum Zubinden, z. B. zwei Schnürsenkel
6. eine Matte

DIE YOGA-MATTE

Wenn Sie sich entscheiden, Yoga regelmäßig in Ihr Leben zu integrieren, lege ich Ihnen eine gute Matte ans Herz. Um die Asanas, und an dieser Stelle sind vor allem die Yang-orientierten Körperübungen gemeint, ordentlich und sicher ausführen zu können, empfehle ich Ihnen einen rutschfesten und fest

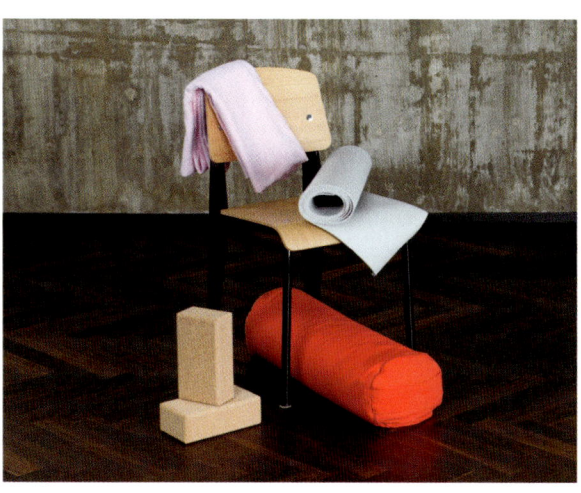

gewebten Untergrund. Das gilt insbesondere für die kraftvollen Übungen aus dem Vierfüßlerstand und für stabile Standpositionen. Eine richtig gute Matte wird an jenen Stellen immer griffiger, an denen Ihre Hände und Füße das Material besonders oft berühren. Matten von minderer Qualität beginnen hingegen bei häufiger Nutzung zu fusseln.

Yogamatten nach Öko-Tex-Standard

Wichtig ist auch, dass die Matte auf Schadstoffe geprüft ist. Sie werden während Ihrer Yoga-Praxis recht häufig mit der Matte in Berührung kommen, oft mit dem ganzen Körper. Daher sollte neben der Rutschfestigkeit die wichtigste Voraussetzung für die Wahl Ihrer Matte sein, dass sie für Ihre Gesundheit unbedenklich ist. Auf dem deutschen Markt gibt es vor allem Yogamatten aus Kunststoff, wenige Modelle sind aus Kautschuk oder Naturkautschuk. Bei Kunststoffmatten aus Polyvinylchlorid (PVC) sollten Sie sich auf das gelbgrüne Label „Textiles Vertrauen" verlassen können. Dieses Label wird von der Öko-Tex-Gemeinschaft vergeben, die unter anderem auch mit ihrem „Baby-Standard" prüft, ob Produkte aus Textilfasern und Leder schadstofffrei und unbedenklich sind. Die Tests folgen europäischen Standards. Ich meine: Je intensiver der Hautkontakt mit einem Produkt ist, desto strengere Anforderungen sollte es erfüllen.

Während der Öko-Tex-Tests werden auch die Bedingungen simuliert, unter denen Yogamatten eingesetzt werden, also wird unter anderem die Schweißechtheit der verwendeten Materialien geprüft. Denn über Ihren Schweiß und sich lösende Weichmacher können gesundheitsschädliche Stoffe in den Körper gelangen. Außerdem prüft das unabhängige Institut, welche Weichmacher eingesetzt werden. Denn nicht alle sind schädlich. Weichmacher kommen nicht nur in PVC-Matten vor, sondern sind auch häufig in anderen Kunststoffen, Kautschuk- und Gummi-Artikeln enthalten – also genau die Materialien, aus denen gerade rutschfeste Yogamatten bestehen. Daher meine Empfehlung: Augen auf beim Mattenkauf!

Matten für zu Hause und unterwegs

Yoga können Sie an sehr vielen Orten ausüben: in den eigenen vier Wänden, im Garten, am Strand, im Büro, im Hotel ... Wenn Sie das Yogafieber erst einmal gepackt hat, werden Sie sicher nicht nur zu Hause üben. In Ihre Überlegungen zum Mattenkauf sollten Sie dann auch einbeziehen, ob Sie eine – eventuell zusätzliche – Matte brauchen, die Sie von der Arbeit zum Yogastudio oder auch auf Reisen transportieren möchten.

Grundsätzlich gilt: Kautschukmatten sind schwerer als Unterlagen aus PVC. Häufig sind die Modelle zwischen 2 mm und 7 mm dick. Je dicker die Matte, desto besser für die Gelenke, da dann auch der „Puffer" zum harten Boden am größten ist. Gleichzeitig kann es bei dickeren Matten jedoch schwieriger sein, das Gleichgewicht zu halten, insbesondere bei Übungen im Stehen. Wackeln kann natürlich auch ein Trainingseffekt für mehr Stabilität sein, und natürlich können Sie sich bei solchen Balanceübungen auch einfach neben die Matte direkt auf den Boden stellen. (Apropos Bodenhaftung: Wenn Sie Wert auf Nachhaltigkeit legen, kaufen Sie am besten eine biologisch abbaubare Matte.) Für Yin-Yoga-Übungen empfiehlt sich eine weiche, dicke Yoga-Matte oder einfach eine dicke Decke als Untergrund.

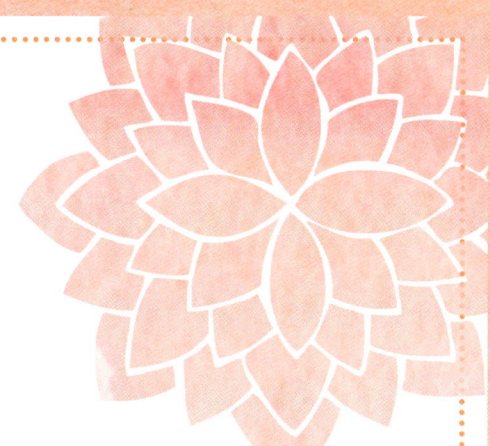

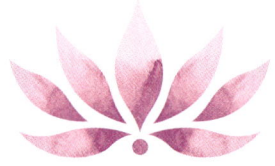

Die Fußstellung: Erdung und Ausrichtung

Nichts von Dauer kann auf schwankendem Grund gebaut werden. Darum lohnt sich ein Einblick in unsere Haltung im Stehen. Für einen gesunden Menschen ist Stehen einfach „normal" und eine notwendige Voraussetzung für Stabilität, Gleichgewicht sowie Gehen und Laufen. Und zuständig für das Stehen sind unsere Füße. Da es gerade im Yoga auf einen stabilen Stand ankommt, da viele Asanas aus dem Stand beginnen, lohnt es hier, einen kleinen, einfühlsamen Blick auf unsere Füße zu werfen. Und zwar im übertragenen wie wörtlichen Sinn.

UNSERE FÜSSE – MEISTERWERKE DER FORTBEWEGUNG

Wussten Sie, dass es vier Muskelschichten im Fuß gibt, die zusammen bewirken, dass sich der Mensch aufrichten, das Gleichgewicht halten und 28 Knochen des Fußes bewegen kann? Wenn der Fuß, der eigentlich superflexibel ist und sich an die unterschiedlichsten Umgebungen anpassen kann, allerdings immer nur auf den gleichen Untergründen laufen darf, ist er unterfordert. Wenn sich der Fuß nicht

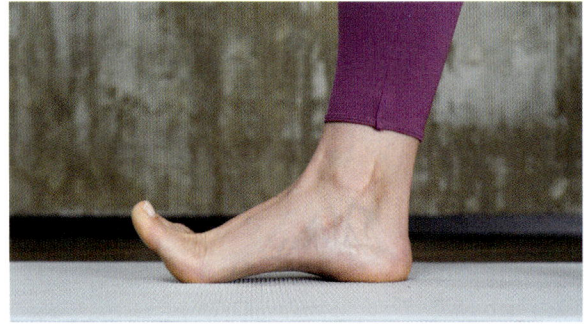

mehr anpassen muss, verkümmern beispielsweise die tieferen Muskeln, die das Fußgewölbe tragen. Und wenn nur noch die äußere Sehnenplatte, die Plantarfaszie, verhindert, dass die drei Fußgewölbe zusammenfallen, kann das nach Angaben von Experten sogar zu einer Entzündung (Planarfasziitis) oder auch zum Fersensporn führen.

Standpositionen: Verharren Sie in einer Haltung oder sind Sie im Flow?

Die beiden klassischen Yoga-Positionen „Gebetshaltung" (Samasthiti) und „Berghaltung" (Tadasana), ähneln sich zwar grundsätzlich, unterscheiden sich jedoch leicht hinsichtlich ihrer Fußstellungen. Die Berghaltung ist in vielen Yoga-Traditionen der Ausgangspunkt für das Ausüben der Asanas. Die Gebetshaltung hat im Vergleich zur Berghaltung eine breitere, stabilere Basis. Dementsprechend wird Samasthiti, die Gebetshaltung, eher in Stilen eingesetzt, die die Koordination von Atem und Bewegung – den Flow – erfordern. Die Berghaltung wird eher eingesetzt, wenn in bestimmten Positionen verharrt werden soll.

> ### UNTERSTÜTZUNG DER BANDSCHEIBEN
>
> Bewegung, also Flexibilitäts- und Kraftübungen, sorgt auch für intakte Bandscheiben zwischen den Wirbelkörpern. Und auf diese ist eine gesunde Wirbelsäule angewiesen. Bandscheiben funktionieren wie ein Schwamm: Unter gezielter Bewegung können sie sich vollsaugen und so ihre Stoßdämpferqualitäten zurückgewinnen. Sonst wird der Schwamm – durch einseitige Belastungen etwa – nur ausgedrückt. Und Sie werden steifer und unflexibler.

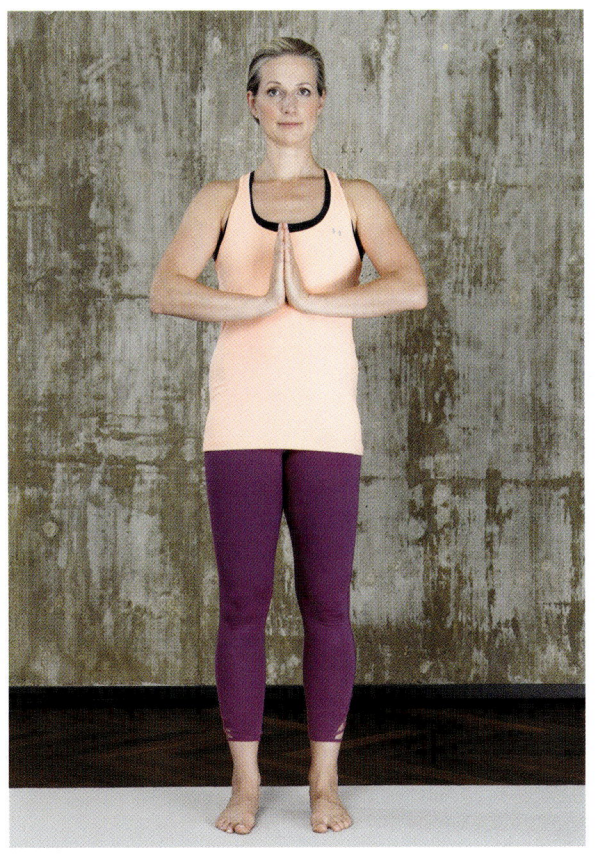
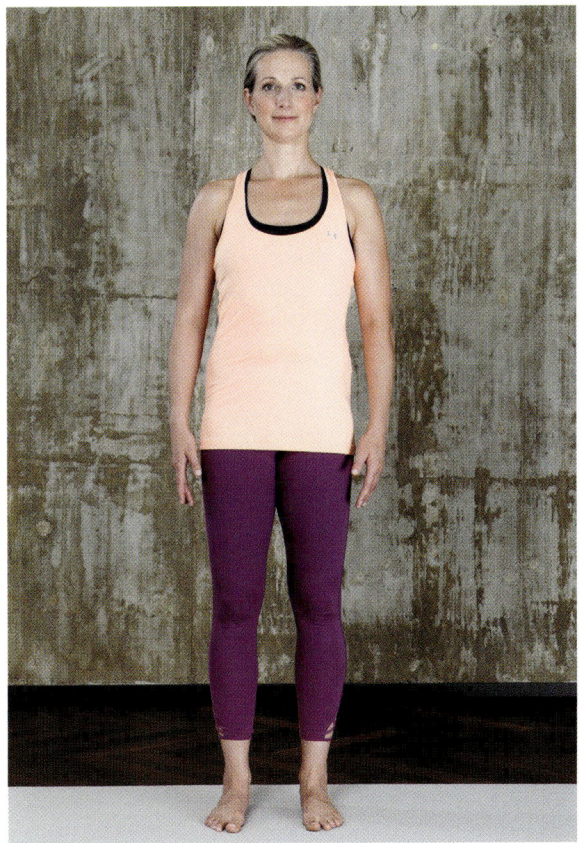

BEWUSSTSEINSÜBUNG

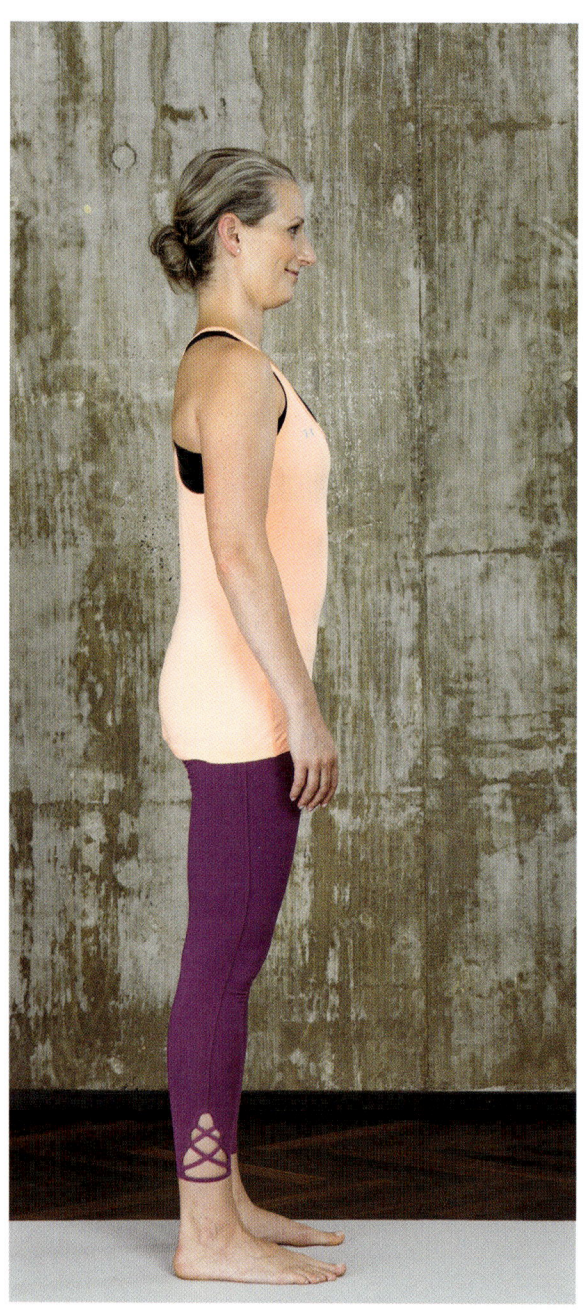

- Stellen Sie sich mit beiden Füßen auf die Yoga-Matte.
- Ihre Beine sind etwa hüftbreit geöffnet, das sorgt für einen stabileren Stand.
- Ihre Schultern befinden sich weg von den Ohren.
- Legen Sie jetzt Ihre Handflächen in der Höhe Ihres Brustbeins aneinander.
- Stellen Sie sich nun Ihre Fußsohlen von unten vor. Starten Sie mit den Ballen unterhalb der großen Zehen. Dort beginnt eine gedachte Linie.
- Ziehen Sie diese Linie weiter bis zum Ballen des kleinen Zehs.
- Dann ziehen Sie von diesen beiden äußeren Punkten, also beiden Ballen, jeweils eine weitere Linie zur Ferse. Beide Linien enden am gleichen Punkt der Ferse.
- Diese drei Linien bilden ein Dreieck, dessen Eckpunkte die drei tragenden Punkte jedes Fußes darstellen.
- Gelingt Ihnen diese Vorstellung?

MENSCHEN SIND INSTABIL

Wir Menschen sind nicht nur die einzigen Säugetiere, die sich nur auf zwei Beinen fortbewegen, wir sind zugleich auch die instabilsten Lebewesen? Wir weisen nämlich die kleinste Standfläche, den höchsten Schwerpunkt und proportional gesehen obenauf das schwerste Gehirn auf.

- Drücken Sie nun bewusst die Ballen Ihrer großen Zehen, der kleinen Zehen und die Fersen in den Boden.
- Spüren Sie, wie sich dadurch die Fußgewölbe hochziehen, die Knie sanft strecken und auch Beckenboden und der untere Bauch hochziehen.
- Brustkorb, Halswirbelsäule und Scheitel ziehen ebenfalls nach oben.
- Die Schulterblätter ruhen auf dem Brustkorb.
- Ihr Steißbein zieht zusammen mit den sechs Kontaktpunkten (beider Füße) in die Matte.
- Wenn Sie sich nach dieser Visualisierung Ihr Fußgewölbe, das aus fachlicher Sicht aus drei Fußgewölben besteht, noch einmal als Verbindungslinie zwischen diesen Dreieckpunkten denken, können Sie sich vielleicht vorstellen, wie wichtig diese angehobenen Bögen für die Unterstützung Ihre Körperhaltung sind.

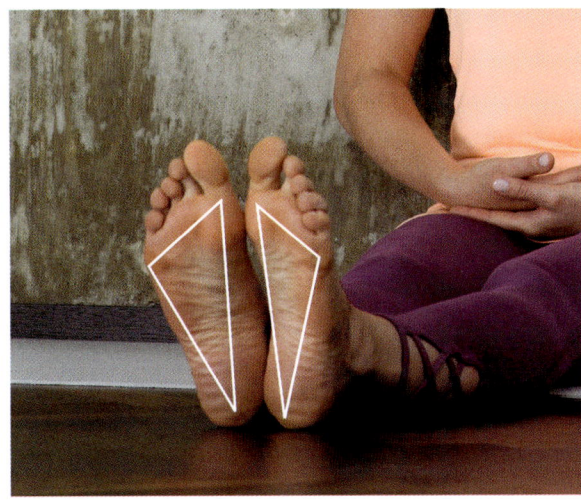

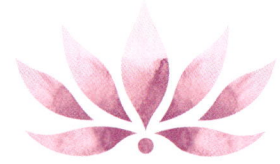

Ankommen im Raum und auf der Matte

Was nehmen Sie sich heute vor? Möchten Sie kraftvoller, achtsamer, ausgeglichener, gelassener, freudvoller oder einfach dankbarer sein? Oder wünschen Sie sich einfach, den Alltag, die kreisenden Gedanken um alltägliche Dinge und alle Sorgen für eine Zeitlang auszusperren? Dann beschließen Sie das! Vielleicht gelingt es Ihnen, diese innere Haltung schon einzunehmen, bevor Sie in den Raum eintreten, in dem Sie Yoga praktizieren möchten, um diesem Bedürfnis zu entsprechen.

Beim Yoga geht es in der Tat nicht nur um die körperlichen (z. B. kraft- oder atmungsverstärkend) und die energetischen Ebenen (z. B. harmonisierend oder aktivierend), die Sie mit den Asanas, den Körperhaltungen, erreichen können, sondern auch um die geistige Haltung. Dies ist der emotionale Ausdruck, der auch von der Haltung des Körpers bestimmt wird. Diese innere Haltung entscheidet also schon vor Beginn der Stunde mit, wie Sie Ihre Matte und den Raum nach Ihrer Yoga-Einheit verlassen werden.

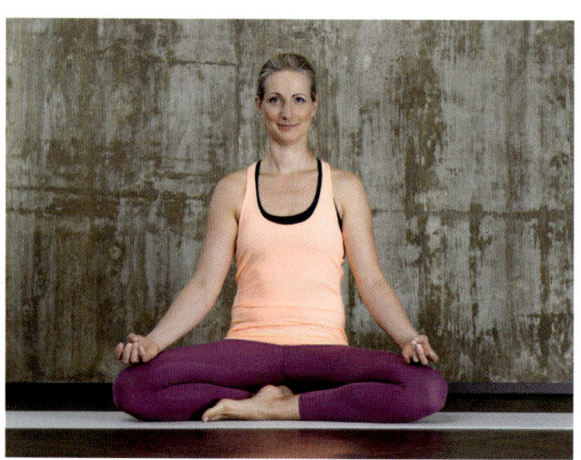

Mit Musik entspannen

Menschen sind vielfältig. Jeder hat andere Vorstellungen von Entspannung. Musik kann Ihnen helfen, bei sich anzukommen, aber sie kann Ihnen auch ein Gefühl der Reizüberflutung vermitteln oder Sie schlicht ablenken. Diese Empfindungen sind typabhängig, haben aber auch oft mit der Tagesform zu tun. Daher lautet mein Rat: Probieren Sie es aus! Testen Sie, ob Musik Ihnen hilft, zu entspannen und im Raum und auf der Matte anzukommen oder nicht. Welche Musik das ist, ob Sie am Morgen Musik brauchen, am Abend nach einem langen Tag aber keines-

Atemtechniken
VOLLATMUNG IM SITZEN

Um sich Ihre Atmung bewusst zu machen, können Sie mit der dreistufigen Atmung oder Vollatmung beginnen. Hierbei liegt der Fokus auf Bauch, Brustkorb (Flanken) und Schlüsselbeinen.

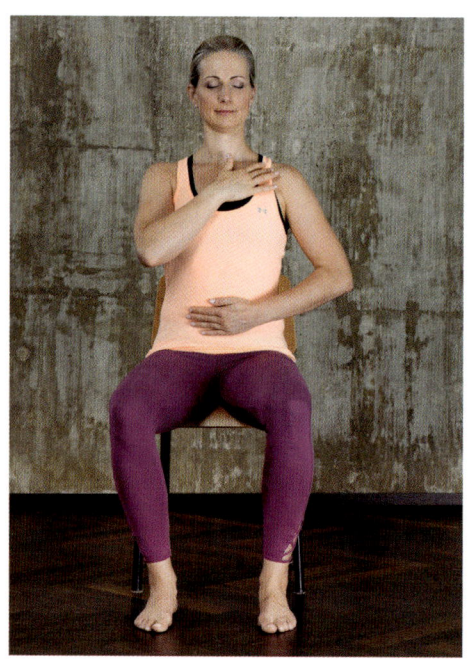

- Setzen Sie sich aufrecht auf einen Stuhl.
- Rutschen Sie auf der Sitzfläche nach vorn, sodass Ihr Rücken die Lehne nicht mehr berührt.
- Knie und Füße sind hüftbreit geöffnet.
- Legen Sie eine Hand flach auf Ihren Bauch und die andere auf Ihr Dekolleté, zwischen Schlüsselbein und Brustkorb.
- Spüren Sie, wie Ihr Atem jetzt fließt: Ist es überhaupt ein Fließen? Oder geht er ruckartig? Oberflächlich?
- Wie fühlt sich das Einatmen an? Wie fühlt sich das Ausatmen an? Sind beide Atemzüge gleich lang? Bewerten Sie die Länge nicht, nehmen Sie sie einfach wahr.
- Atmen Sie auf diese Weise eine Weile.
- Atmen Sie nun bewusst ein und spüren Sie, wie sich die Bauchdecke wie ein Ballon wölbt und sich der Brustkorb wie eine Ziehharmonika weitet.
- Beobachten Sie, in welchem Maße sich der obere Brustkorb mit jedem Atemzug hebt und senkt.
- Atmen Sie aus und spüren Sie, wie sich die Atemhilfsmuskulatur des Brustkorbs von oben nach unten entspannt.
- Legen Sie nun die Hände auf die Oberschenkel.
- Lassen Sie Ihren Atem fließen, ohne ihn zu lenken. Beobachten Sie Ihren Atem aber weiter und bleiben Sie ihm noch eine Weile bewusst verbunden. Wie fließt der Atem im Vergleich zum Pranayama-Beginn?
- Bleiben Sie so lange in der Vollatmung, wie es sich für Sie stimmig anfühlt.

TIPP

Sie können die Yoga-Vollatmung im Sitzen oder im Liegen ausprobieren. Wenn Sie müde sind und nach der Anfangsentspannung geradewegs einschlafen könnten, Sie aber noch etwas vorhaben am Tag, empfehle ich Ihnen, die Vollatmung sitzend zu praktizieren.

Atemtechniken
VOLLATMUNG IM LIEGEN

Wenn Sie die Vollatmung im Liegen ausführen, kann es hilfreich sein, ein Buch auf dem Bauch zu platzieren. So können Sie die Bewegungen Ihres Bauches besser wahrnehmen.

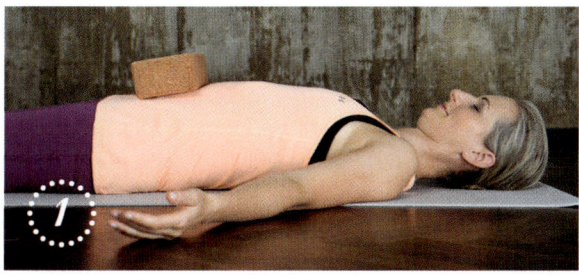

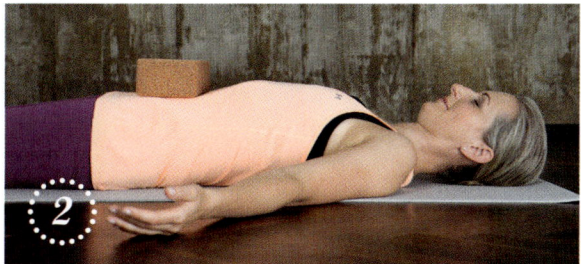

- **Einatmen:** Der Bauch ist weich, „der Ballon füllt sich mit frischer Luft". (Bild 1)
- **Ausatmen:** Der Bauch ist flacher, „der Ballon entlässt verbrauchte Luft". (Bild 2)
- Bleiben Sie so lange in der Vollatmung, wie es sich für Sie stimmig anfühlt.
- Wenn Sie diese bewusste Vollatmung beendet haben und Ihren Atem einfach fließen lassen, bleiben Sie ihm noch eine Weile verbunden.
- Während Sie so verweilen, stellen Sie sich vor, wie Sie innerlich lächeln, während Sie mithilfe des Atems entspannen dürfen. Dieses Bewusstsein können Sie zu jedem Zeitpunkt mit in Ihr Leben nehmen.

TIPPS ZUR AUSFÜHRUNG

Wenn es Ihnen nicht gelingt, ruhig zu werden, versuchen Sie, Ihr Ausatmen zu verlängern, also länger aus- als einzuatmen.

Wenn Ihnen schwindelig wird, sollten Sie unbedingt eine Pause einlegen oder weniger tief atmen. Das Steuern der Atemtiefe kann Ihnen übrigens auch helfen, wenn negative Gefühle aufsteigen, die sich nicht gut aushalten lassen.

Als Anfänger werden Sie wahrscheinlich Ihre Übungsdauer nur ganz allmählich ausdehnen können. Machen Sie dann immer wieder Pausen. Atmen Sie bitte immer nur so, dass es sich mühelos anfühlt.

Atemtechniken
ENERGIE-ATMUNG IM STEHEN

Energie muss nicht immer „Power" bedeuten, sie kann auch einen beruhigenden und harmonisierenden Effekt haben. Und dadurch Kraft durch Ruhe schenken.

- Stellen Sie sich mit hüftbreit geöffneten Beinen auf den Boden.
- Ihre Arme hängen locker an den Seiten.
- Richten Sie sich und Ihre Wirbelsäule auf. (Bild 1)
- Wie lautet Ihr Wie-WIE?
- Wenn Sie mögen, schließen Sie Ihre Augen.

> **TIPP ZUR AUSFÜHRUNG**
>
> Sie können die Augen auch geöffnet lassen. Mit geschlossenen Augen geraten manche Menschen in ein Ungleichgewicht.

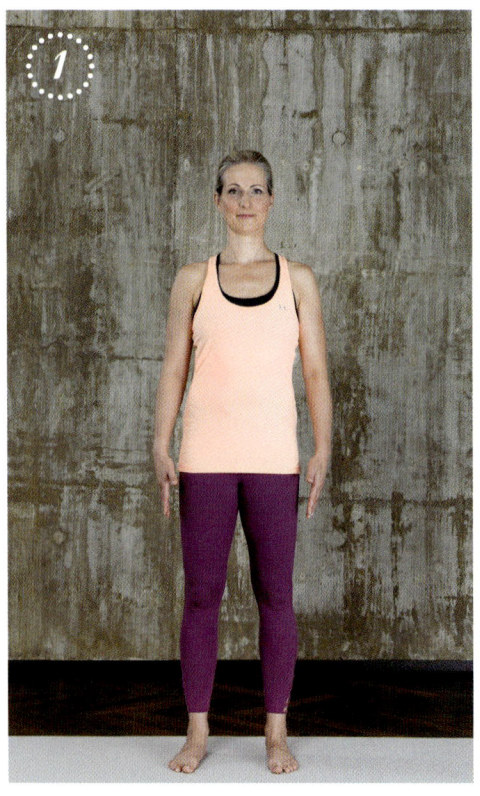

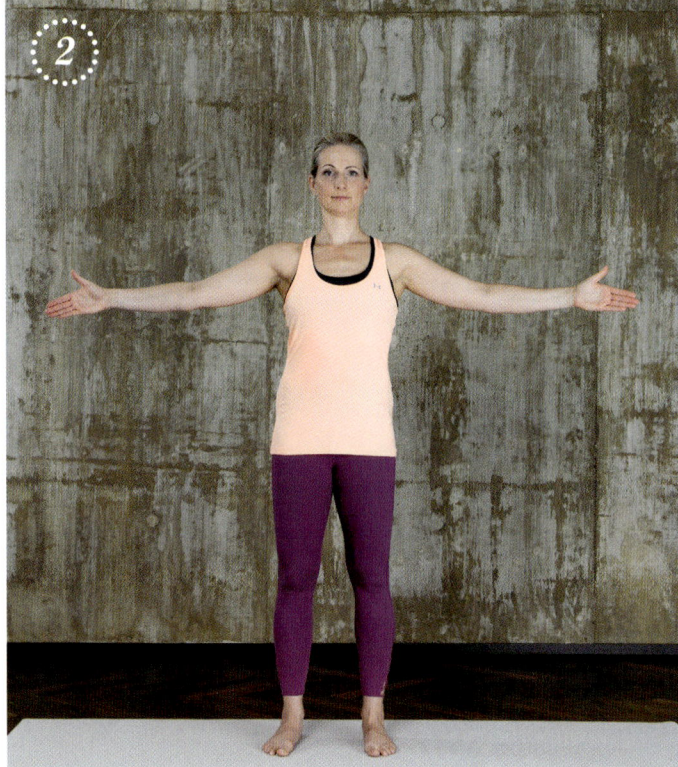

AUF DEM WEG ZUR YOGA-PRAXIS

- Mit dem nächsten Einatmen führen Sie beide Arme über die Seiten (Bild 2) nach oben und über den Kopf, bis sich die Handflächen berühren (Bild 3).
- Atmen Sie aus und führen Sie dabei beide Hände vor dem Körper langsam herunter, über das Herz bis zum Zentrum unterhalb des Bauchnabels. Die Hände bleiben dabei aneinandergelegt. (Bild 4)
- Stellen Sie sich vor, dass Ihre Atmung hier beginnt und endet. Hier zentrieren Sie sich. Hier finden Sie Kraft. Ruhe und Harmonie entstehen.
- Legen Sie Ihre Handflächen um den Bachnabel, sodass Daumen und Zeigefinger ein Dreieck ergeben, in dessen Mitte der Nabel ist. (Bild 5)
- Machen Sie so viele Zyklen, wie Sie möchten und brauchen, um in Ihr Zentrum zu gelangen.

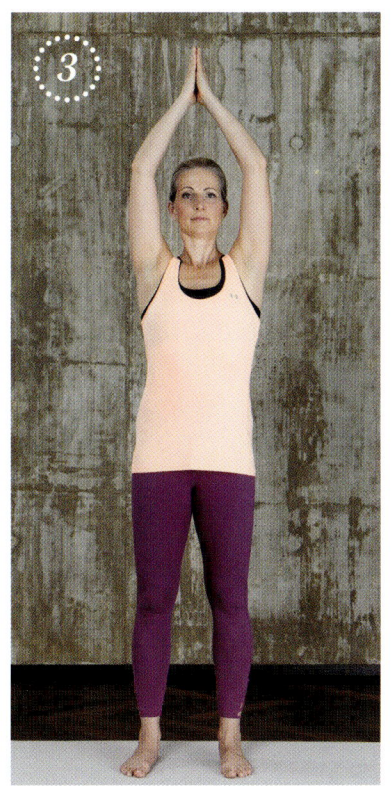
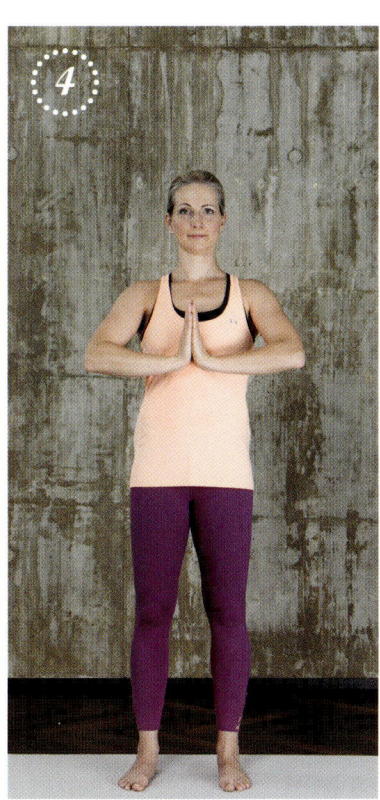
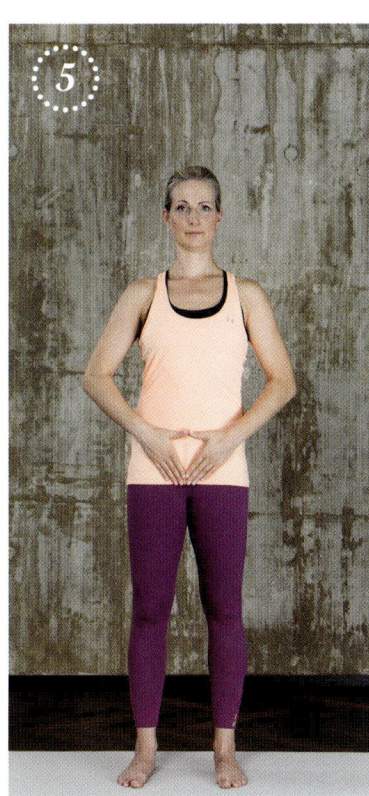

Atemtechniken
ENERGIE-ATMUNG IM SITZEN

- Sie sitzen im Schneidersitz mittig auf der Matte, die Arme liegen locker auf den Oberschenkeln. (Bild 1)
- Richten Sie Ihre Wirbelsäule auf.
- Atmen Sie ein.
- Strecken Sie beim Einatmen Ihre Arme gerade zur Seite aus (Bild 2) und führen Sie sie dann nach oben über Ihren Kopf, bis sich die Handflächen berühren (Bild 3).
- Die Arme sind leicht gebeugt.
- Atmen Sie aus.
- Führen Sie beim Ausatmen Sie beide Arme vor dem Körper nach unten vor die Brust (Bild 4) und weiter nach unten zu Ihrem Zentrum unterhalb des Bauchnabels.
- Die Hände werden dabei nicht getrennt.
- Stellen Sie sich vor, dass Ihre Atmung hier beginnt und hier endet. Hier zentrieren Sie sich. Hier finden Sie Kraft, Ruhe und Harmonie.
- Legen Sie Ihre Handflächen um den Bauchnabel, sodass Daumen und Zeigefinger ein Dreieck ergeben, in dessen Mitte der Nabel ist. (Bild 5)
- Atmen Sie.
- Führen Sie diese Übung so oft aus, wie Sie mögen und wie es für Sie notwendig ist, um in Ihr Zentrum zu gelangen.
- Wenn Sie die Energie-Atmung beendet haben, bleiben Sie noch einen Moment sitzen und lassen die Hände noch eine Weile auf Ihrem Bauch.
- Spüren Sie nach.
- Stellen Sie sich dabei vor, wie Sie durch das Einatmen Energie laden können. Durch Ihr Ausatmen können Sie sich immer beruhigen. Beides befindet sich in Ihnen. Beides gehört – wie Yin und Yang – zu Ihrem Leben. Diese Achtsamkeit können Sie zu jedem Zeitpunkt mit in Ihr Leben nehmen.

DAS ZWERCHFELL

Bei den Atemübungen ist es von Vorteil, sich des Zwerchfells bewusst zu werden – das ist im Alltag eher selten der Fall. Das Zwerchfell stellen Sie sich am besten wie eine hellleuchtende Qualle vor, die in Bewegung ist. Beim Einatmen wandert sie herunter, und die Bauchdecke schiebt sich dadurch vor. Ihr Bauch muss dazu weich sein. So erhält Ihre Lunge Raum. Wenn Sie ausatmen, verflacht Ihr Bauch, das Zwerchfell – die leuchtende Qualle – wandert hoch und drückt die Luft aus Ihrer Lunge.

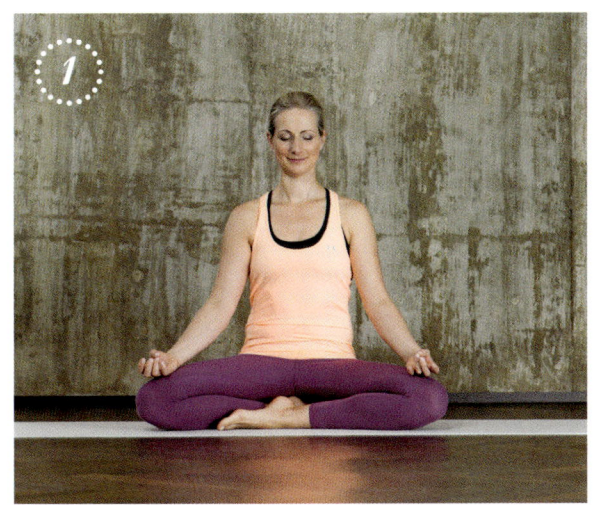

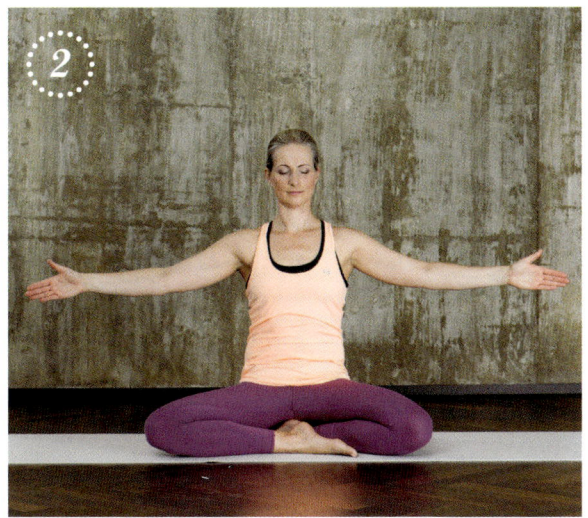
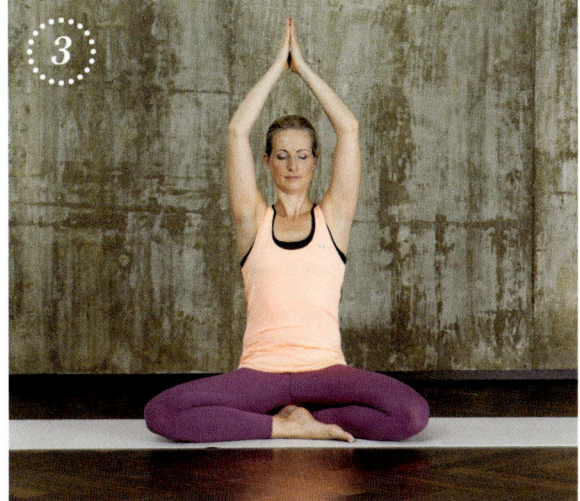

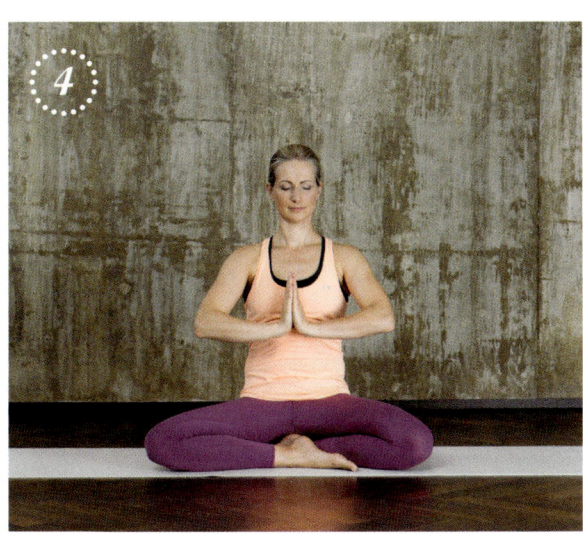
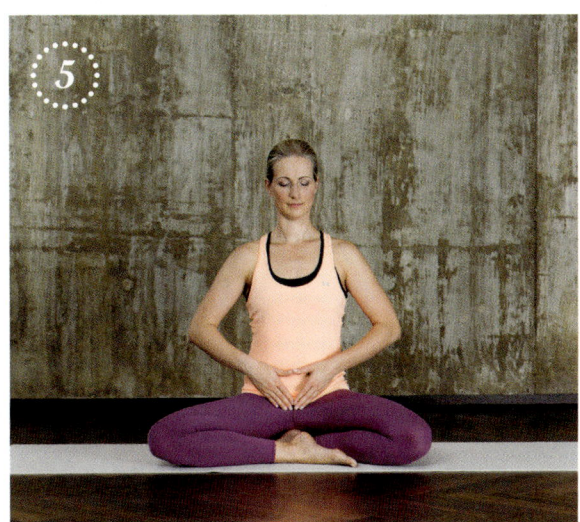

ATEMTECHNIKEN

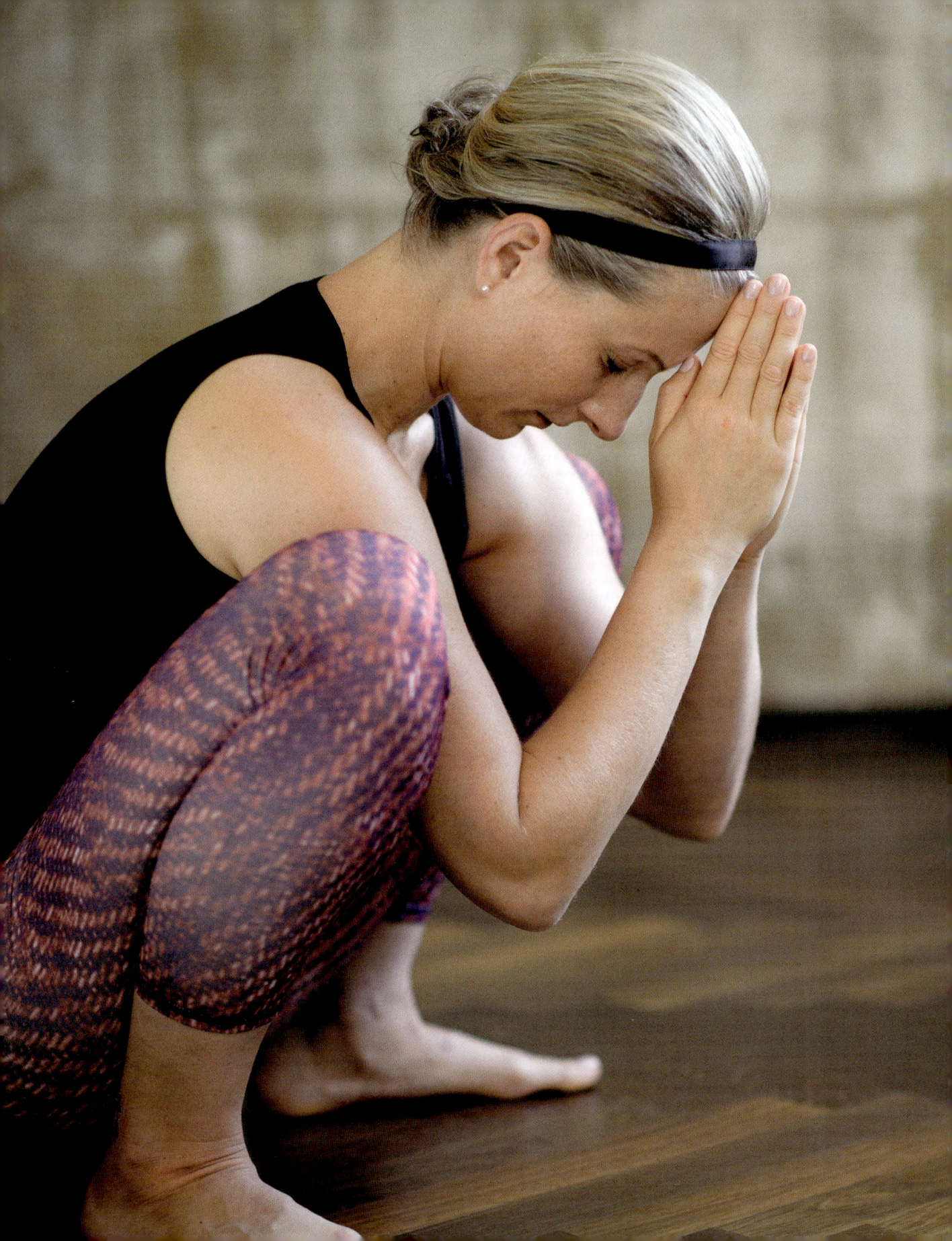

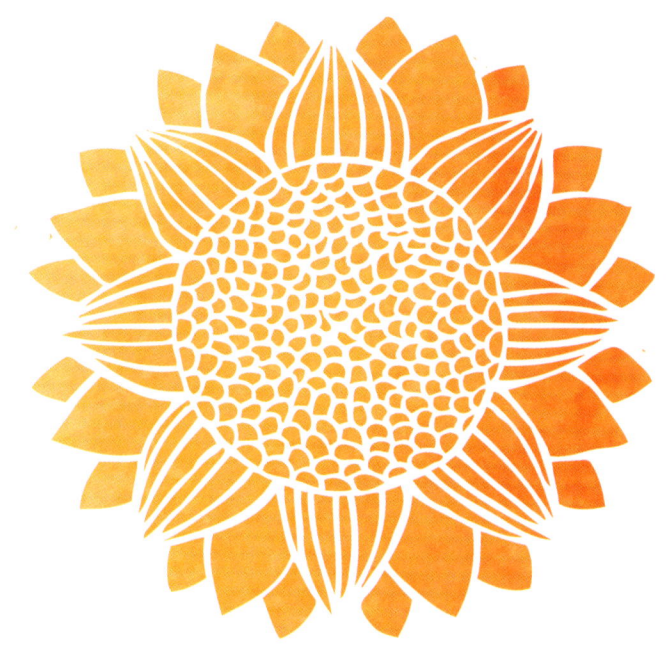

YIN-ORIENTIERTES YOGA

Hängenlassen im Yin-Yoga

DEHNEN DER FASZIEN

Lassen Sie sich erst einmal hängen! Dazu geben Sie sich der Schwerkraft hin und erlauben Ihrer tiefen Faszienschicht, sich gehen zu lassen, nämlich indem sie sich auseinanderziehen darf. Verklebungen und Verkürzungen dieses dichten und straffen Bindegewebes lassen sich durch die Übungen auf den folgenden Seiten lösen. Damit wird der Energiefluss harmonisiert. Außerdem werden auf diese Weise Sehnen und Bänder beweglicher und Ihr Körper insgesamt flexibler.

Stellen Sie sich vor, wie Ihr Fasziennetz, das in den tieferen Schichten auch Nervenbahnen und Organe umschließt, Gelegenheit bekommt, sich durch das Hängenlassen in bestimmten Positionen auseinanderzuziehen. In vielen Teilen haben die Faszienketten denselben Verlauf wie die sogenannten Meridiane. Diese „Leitbahnen" sind in der traditionellen chinesischen Medizin (TCM) Kanäle, in denen die Lebensenergie (Qi) fließt.

Yin-Yoga gibt es schon seit einigen tausend Jahren. In der sogenannten **Hathayogapradipika**, die nach dem Yogasutra des Patanjali die wohl bekannteste klassische Yogaschrift ist, sollen die wenigen dort beschriebenen Asanas jeweils etwa zur Hälfte yang- und yin-orientiert sein. Yin-Yoga ist also nichts Neues. Vermutlich, so meine Interpretation, rückt das Yin mit der Entdeckung der Bedeutung der Faszien für die Gesundheit – wieder – mehr in den Mittelpunkt. Die Übungen und Wirkweisen werden jedoch erst dank der Menschen, die sich lange mit Yin-Yoga

TCM: MERIDIANE DES KÖRPERS

In der TCM gibt es zwölf Hauptleitbahnen, Meridiane genannt. Jeder Meridian ist einem Funktionskreis (Organsystem) zugeordnet. Faszien- und Yin-Yoga-Experten gehen davon aus, dass sich die Vorstellungen der westlichen Faszien-Forschung mit denen der jahrtausendealten Heilkunde aus China decken.

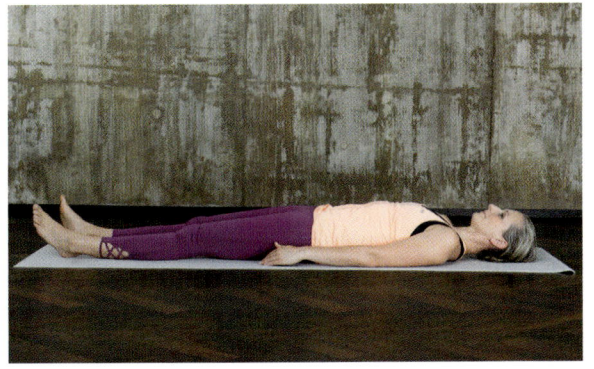

Eine Betonung des Ausatmens sorgt für Entspannung von Herz, Kreislauf, Nerven und Verdauung. Ausatmen hilft auch im übertragenen Sinn, Altes loszulassen. Die yogische tiefe Ausatmung schafft auch Raum, um zu fühlen, welche Emotionen in Ihnen stecken und sich deren bewusst zu werden. Ich möchte Ihnen nun zwei Atemtechniken vorstellen: die Vollatmung und die Energie-Atmung. Für beide Atmungen gibt es verschiedene Positionen, die ich auf den nächsten Seiten genau beschreibe.

falls noch dafür aufnahmebereit sind – oder genau andersherum: Es kommt allein auf Ihre Empfindungen an. Wichtig ist, dass Sie – mit Musik oder ohne – Ihren Atem wahrnehmen können und ein Gefühl für Ihren Körper haben. In meinem Yoga-Unterricht verwende ich Musik selten, höchstens zu fünf Prozent, zum Beispiel zur Unterstützung beim Mantra-Singen.

Nehmen Sie sich für Ihre Anfangsentspannung 10 bis 15 Minuten Zeit. Holen Sie sich danach Stückchen für Stückchen zurück: Nehmen Sie erst die Geräusche um sich herum wahr, spüren Sie dann, wie Ihr Körper auf dem Boden aufliegt, werden Sie sich Ihres Atems bewusst. Bewegen Sie anschließend langsam Füße und Hände und folgen Sie den Impulsen Ihres Körpers. Vielleicht haben Sie das Bedürfnis, sich zu räkeln und zu strecken, vielleicht schlägt Ihnen Ihr Körper aber auch etwas anderes vor. Anschließend legen Sie sich auf die Seite und öffnen die Augen. Lassen Sie Ihren Blick klar werden und richten sich in Ihrem eigenen Tempo auf.

DIE ATEMTECHNIKEN (PRANAYAMA)

Bewusst zu atmen, richtig zu atmen ist die Kunst des Lebens und eine Kunst des Yogas. Im Yoga kommen Körper und Geist durch Atemübungen in Harmonie. Verkürzt gesprochen hilft eine Betonung des Einatmens dabei, Herz und Kreislauf zu aktivieren.

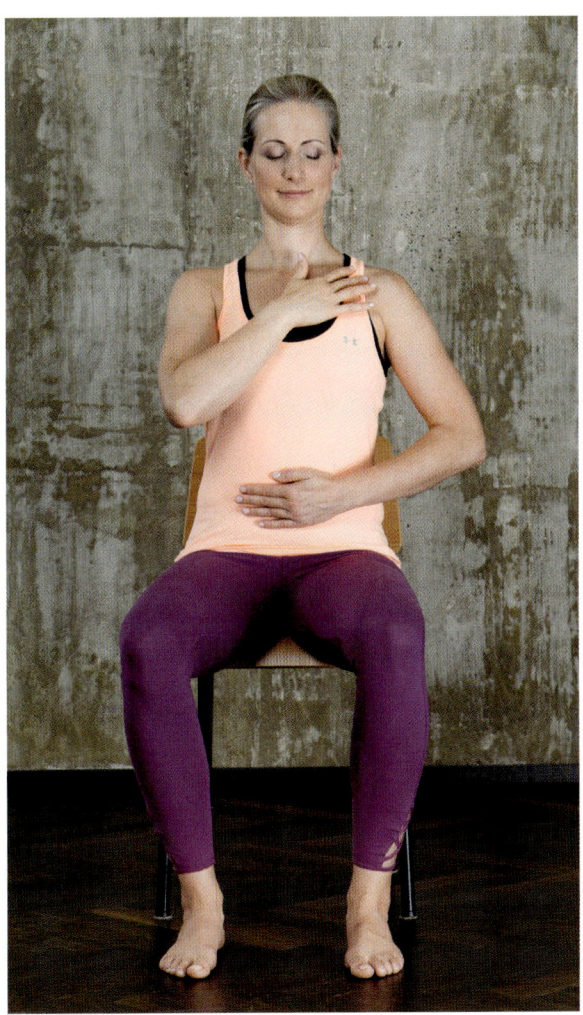

beschäftigt haben und so zu wahren Meistern geworden sind, immer klarer und spezifischer.

KLEINER YIN-YOGA-KNIGGE

1. Sie sind Ihr eigener Yoga-Meister: Sie beurteilen, welche Position, welche Haltedauer Ihnen guttut und ob und welche Hilfsmittel Sie benötigen.
2. Halten Sie die Position sollte anfangs etwa drei Minuten.
3. Bleiben Sie dabei so passiv wie möglich.
4. Achten Sie besonders auf Ihr Wie-WIE: Sie wollen – für sich – entspannen und den Energiefluss in Ihren Meridianen harmonisieren.
5. Wenn Sie sich einmal in Ihre Position eingefunden haben, gehen Sie achtsam mit sich um und erspüren Sie, wie Sie sich fühlen. Es kann für Sie aufgrund Ihrer Anatomie sinnvoll sein, die Position zu verändern. Das dürfen Sie auch. Geben Sie dem nach, was Ihnen Ihr Körper mitteilt. Es ist wichtig, dass Sie die Signale Ihres Körpers beachten. Ihre Position wird möglicherweise nicht exakt so wie die Position im Buch, bei Ihrem Mattennachbarn oder bei Ihrem Yoga-Lehrer aussehen. Vielleicht hilft es Ihnen schon, eine Decke unterzulegen, um beispielsweise der Schwerkraft leichter zu begegnen.
6. Sollten Sie keinerlei Dehnung empfinden, verändern Sie die Position bewusst so, dass Sie sie fühlen können. Bitte machen Sie das zu Beginn, also wenn Sie dabei sind, sich in der Position einzufinden.
7. Wenn Sie die Dehnung als eher wohltuend (z. B. „wohlweh" oder „süß") empfinden, praktizieren Sie genau richtig. Yin-Yoga darf und wird sich intensiv anfühlen.
8. Da es nach weitläufiger Auffassung für die Yin-Yoga-Praxis sinnvoll sein kann, unaufgewärmt zu starten, geben Sie Ihrem Körper genügend Zeit, um sich in die jeweilige Übung einzufühlen.
9. Im Yin-Yoga beobachten Sie Ihren Atem, der leicht und ruhig fließen sollte.
10. Wenn Sie spüren, dass Sie eher aus Ihrer Haltezeit herausmöchten: Folgen Sie Ihrem Impuls.
11. Nutzen Sie alle Hilfsmittel, die Sie brauchen, um das Yang (die Hitze und die Muskelaktivierung) aus den Positionen zu nehmen und dem Yin (der Kühle, den Knochen, Gelenken und bestimmten Faszien) Raum zu geben.
12. Sie werden nach einiger Zeit spüren, dass sich die Position leichter „aushalten" lässt.
13. Geben Sie sich nach einer Position genügend Zeit, damit das durch die Position gestaute Chi zurückfließen kann.
14. Bitte ziehen Sie nicht nach. Bitte lassen Sie sich auch nicht von außen tiefer drücken. Das ist kontraproduktiv und kann zu Verletzungen führen.
15. Wenn Sie sich mit Ihrem Wie-WIE, in der Position, die sich für Ihre Anatomie gut anfühlt, mit den Puffern, die Sie brauchen, eingerichtet haben, versuchen Sie, möglichst ruhig in dieser Position zu bleiben.

YIN-YOGA-EINZELÜBUNGEN

Auf den folgenden Seiten stelle ich Ihnen Einzelübungen vor, die in einer ausgleichenden Yin-Yoga-Übungsfolge (Sequenz S. 64/65) münden.

Und noch ein Hinweis: Die Kindshaltung und die Totenhaltung, zwei Entspannungspositionen, sind auch als neutralisierende Positionen nach bestimmten Übungen zu empfehlen. Daher kommen sie in diesem Buch mehrfach vor.

Yin-Yoga
LIEGENDE BANANE

Diese Übung dehnt besonders den seitlichen Oberkörper sowie Flanken und Arme. Sie öffnet den Brust- und Schulterbereich. Die seitlichen Bauchorgane werden gedehnt bzw. komprimiert.

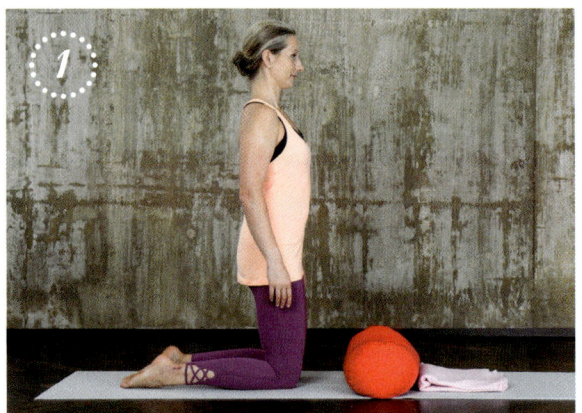

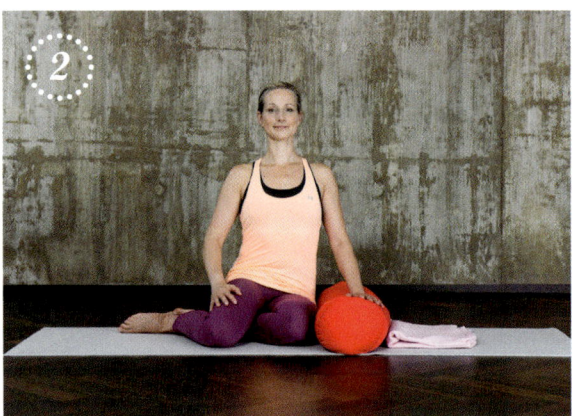

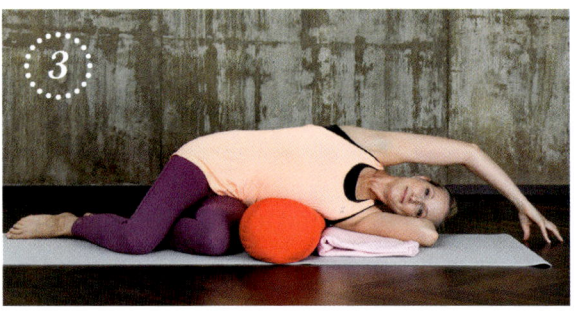

- Legen Sie das Bolster oder eine zu einer kompakten Rolle zusammengebundene Decke auf Ihre Yoga-Matte.
- Direkt dahinter legen Sie eine weitere Decke oder ein flauschiges Handtuch.
- Kommen Sie in den Kniestand. (Bild 1)
- Setzen Sie sich und rutschen Sie dann mit Ihrem linken Becken so nah wie möglich an die Rolle heran. (Bild 2)
- Lehnen Sie sich nun mit Ihrem Oberkörper über die Rolle und legen Sie sich auf Ihrem nach hinten angewinkelten linken Arm ab.
- Anschließend legen Sie Ihren rechten Arm über Ihrem Kopf ab. (Bild 3)
- Wenn Ihre rechte Hand den Boden dabei nicht erreicht, nutzen Sie ein Hilfsmittel, auf dem Sie sie ablegen können.
- Um die Dehnung in der Brust und in der Schulter zu intensivieren, können Sie die Achselhöhle ein wenig himmelwärts richten.
- Halten Sie diese Position ca. 3 Minuten.
- Neutralisierende Position im Anschluss: Rückenlage, ca. 1 Minute.
- Führen Sie anschließend die Übung zur anderen Seite aus. Halten Sie die Endposition auch wieder ca. 3 Minuten.
- Neutralisierende Position im Anschluss: Rückenlage, ca. 1 Minute.

Yin-Yoga
LIEGENDER SCHMETTERLING

Diese Übung öffnet den Beckenraum, weitet den Brustraum und sorgt so dafür, dass sich der Atem vertiefen kann.
Die Beininnenseiten werden gedehnt.

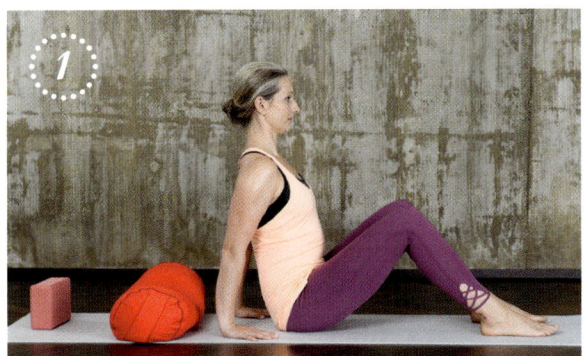

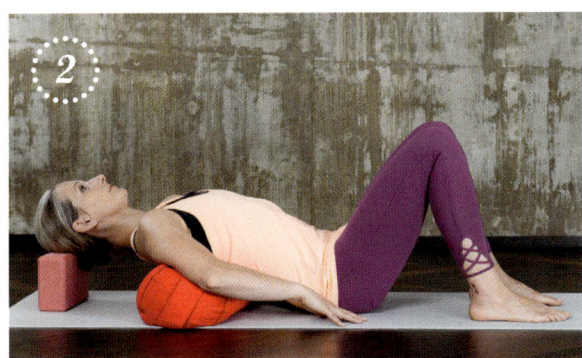

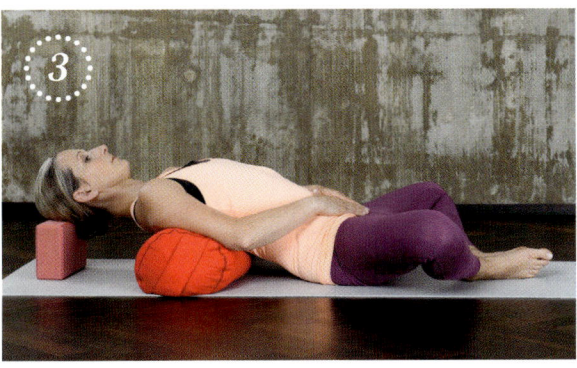

- Sie sitzen mit angewinkelten Beinen auf der Matte. Ihr Rücken ist aufrecht, die Hände sind hinter Ihrem Rücken abgestützt. Die Finger zeigen nach vorn. (Bild 1)
- Hinter Ihnen liegt ein Bolster oder eine zusammengerollte Decke, die in der nun folgenden liegenden Position Ihre Brustwirbelsäule stützen soll. Ein Buch liegt so, dass Sie Ihren Kopf darauf ablegen können. Wählen Sie die Dicke des Buches so, dass es Sie optimal stützt – probieren Sie es aus.
- Kommen Sie nun aus dem Sitz in die Rückenlage, indem Sie Ihren Oberkörper nach hinten sinken lassen. Sie können sich dabei mit den Händen abstützen. (Bild 2)
- Wenn Sie sich in der Rückenlage befinden, führen Sie Ihre Fußsohlen zusammen.
- Ihre Beine und Knie haben jetzt Gelegenheit, wie die Flügel eines Schmetterlings nach unten zu sinken. (Bild 3)
- Legen Sie Ihre Arme seitlich auf dem Boden ab oder wie bei der Energieatmung auf dem Bauch. Dabei bilden Ihre Hände ein Dreieck um Ihren Bauchnabel. (Bild 3)
- Wenn Sie spüren, dass Sie zu viel Zug in Ihren Innenschenkeln oder Leisten haben, können Sie so viel Puffer unter Ihre Knie legen, wie Sie es brauchen.
- Halten Sie diese Position ca. 3 Minuten.
- Neutralisierende Position im Anschluss: Rückenlage, ca. 1 Minute.

Yin-Yoga
Die Libelle und ihre Schwestern

Diese Übung öffnet Hüften und Leisten und entspannt den Beckenraum. Sie dehnt die Beininnenseiten, die Knie und die Oberschenkelrückseiten sowie die Lendenwirbelsäule.

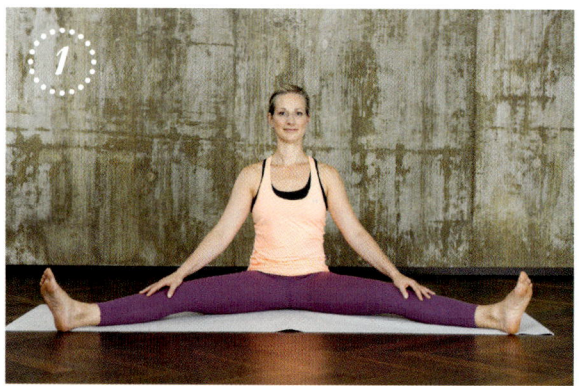

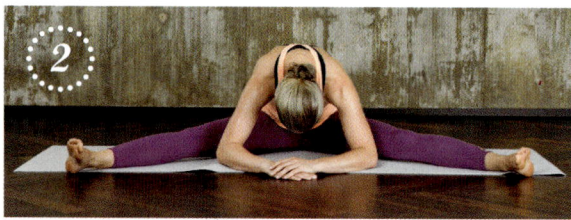

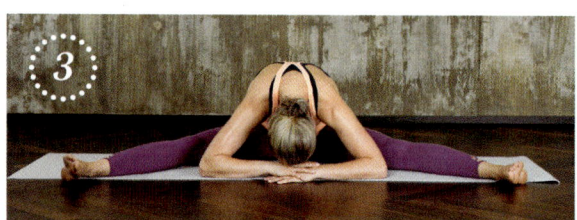

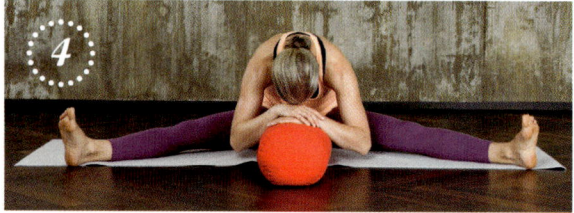

- Setzen Sie sich mit zur Seite ausgestreckten Beinen auf die Matte.
- Grätschen Sie Ihre Beine, bis Sie eine angenehme Dehnung in Ihren Beininnenseiten spüren. (Bild 1)
- Je nachdem, wie verkürzt Ihre Beinrückseiten sind, dürfen Sie Ihre Knie ruhig gebeugt lassen. Sie können sich auch etwas erhöht hinsetzen.
- Beugen Sie sich nach vorn. Die Hände landen intuitiv vor Ihnen. (Bild 2)
- Gehen Sie so weit hinunter, wie Sie es schaffen bzw. wie es sich gut für Sie anfühlt. (Bild 3)
- Nutzen Sie ruhig ein Hilfsmittel, um die Ihnen mögliche Tiefe zu erlangen. Erzwingen Sie nichts. Bolster oder Deckenrolle können dabei Ihren Bauch berühren. (Bild 4)
- Achten Sie auf Ihr Wie-WIE: Es geht nicht darum, so tief wie möglich zu kommen, sondern eine Position zu finden, in der Sie sich so weit beugen, wie es Ihr Körper gerade zulässt.
- Beobachten Sie, wie Ihr Atem sachte in den Bauch- und Beckenraum fließt.
- Spüren Sie, wie sich Ihr Rücken und Ihre Beine immer mehr entspannen.
- Halten Sie diese Position ca. 3 Minuten.
- Weiter siehe nächste Seite.

SEITNEIGENDE LIBELLE

- Kommen Sie wieder in die Ausgangsposition zurück. (Bild 5)
- Nun beugen Sie sich nach links. Die linke Hand und der linke Arm landen intuitiv am Boden. Ihre rechte Hand legen Sie dabei beispielsweise an Ihren Kopf. Wollen Sie eine intensivere Dehnung, lassen Sie den Arm gestreckt. (Bild 6)
- Halten Sie diese Position ca. 1 Minute.
- Wechseln Sie danach die Seite und führen Sie die seitneigende Libelle zur rechten Seite aus.
- Halten Sie diese Position ca. 1 Minute.
- Kommen Sie anschließend wieder in die Ausgangsposition „Libelle" zurück. (Bild 7)

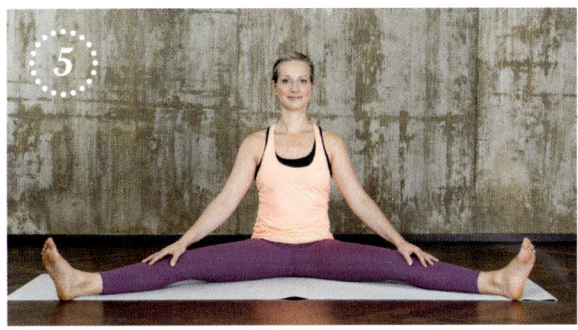
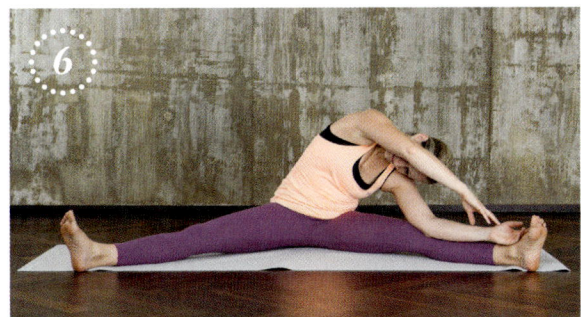

TWIST-LIBELLE

- Versuchen Sie nun, sich aus der Ausgangsposition über Ihre rechte Schulter nach hinten zu drehen. Ihre linke Hand landet intuitiv richtig: möglicherweise vor oder auf dem rechten Oberschenkel. (Bild 8)
- Halten Sie diese Position ca. 30 Sekunden bis 1 Minute.
- Bitte wechseln Sie danach die Seite und führen Sie die getwistete Libelle zur linken Seite bzw. mit Blick über Ihre linke Schulter aus.
- Halten Sie diese Position ca. 30 Sekunden bis 1 Minute.
- Neutralisierende Position im Anschluss: Rückenlage, ca. 1 Minute.

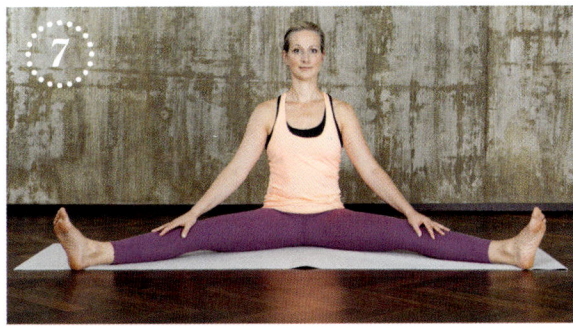
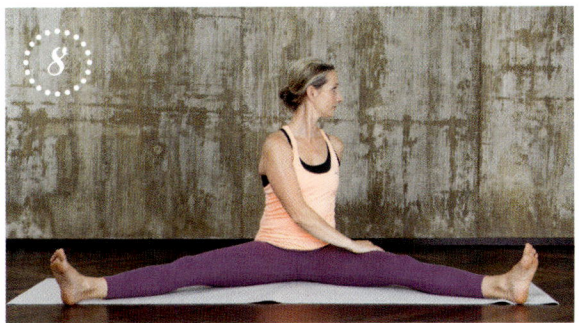

Yin-Yoga
SCHLAFENDER SCHWAN

Diese Übung öffnet die Hüften und entspannt den unteren Rücken. Sie dehnt die Beinaußenseite. Ausgangsposition ist der Vierfüßlerstand.

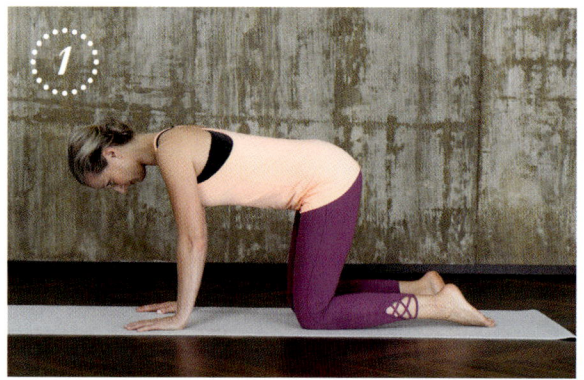

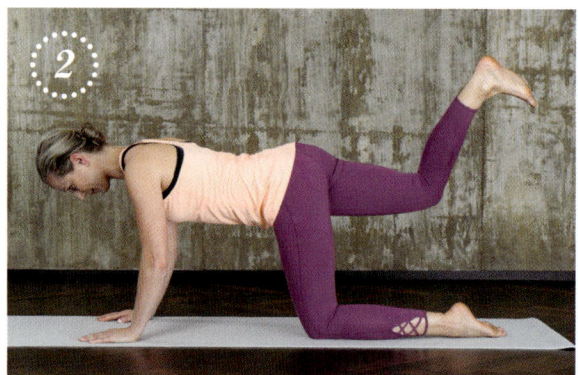

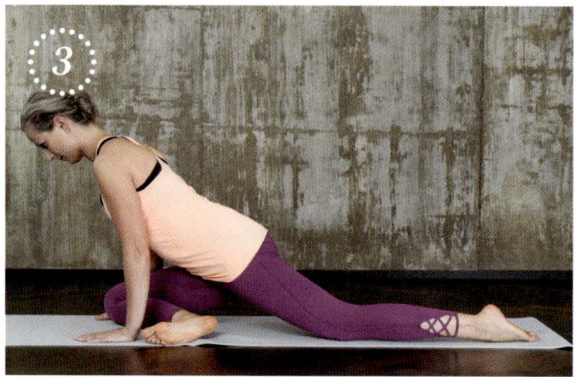

- Die Ausgangsposition für diese Übung ist der Vierfüßlerstand. (Bild 1)
- Heben Sie Ihr rechtes Bein angewinkelt an (Bild 2) und ziehen Sie Ihre rechtes Knie dann aus dieser erhöhten Position unter dem Körper durch nach vorn, Richtung rechte Hand und legen es dort ab. Sie können die Beinbewegung gern mit etwas Schwung ausführen (Bild 3).
- Versuchen Sie, das Bein so abzulegen, dass die Außenseite des Unterschenkels auf dem Boden liegt.
- Beugen Sie nun Ihren Oberkörper nach vorn und legen Sie ihn über Ihrem rechten Bein ab. (Bild 4)
- Ihre Arme liegen angewinkelt vor dem rechten Knie auf dem Boden, die Hände liegen übereinander.
- Legen Sie Ihren Kopf so ab, dass Ihre Stirn auf Ihren Händen ruht.
- Sie können Ihren Kopf auch auf einem Klotz oder einem Buch ablegen, wenn der Druck sonst zu groß wird. Dabei liegen die Unterarme neben dem Kopf auf dem Boden. (Bild 5)
- Achten Sie auf den Winkel in Ihrem rechten Bein: Je näher der Winkel zwischen Ober- und Unterschenkel einem rechten Winkel wird und je größer die Hüftöffnung ist, desto intensiver und damit auch schwieriger wird die Übung. Bestimmen Sie die für Sie angenehme Intensität durch den Winkel im Bein selbst.

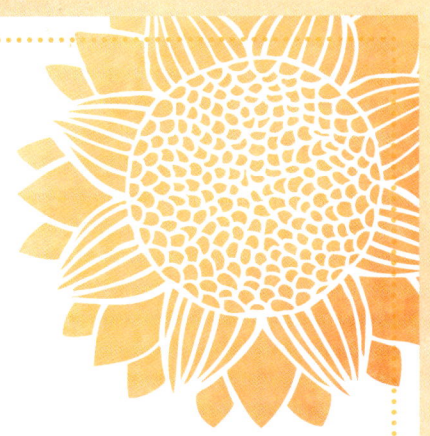

- Halten Sie diese Position für ca. 3 Minuten.
- Neutralisierende Position im Anschluss: Bauchlage, ca. 1 Minute. (Bild 6)
- Führen Sie die Übung anschließend für die andere Seite aus, indem Sie die Beine wechseln und nun das linke Bein vorn ist.
- Neutralisierende Position im Anschluss: Bauchlage, ca. 1 Minute.

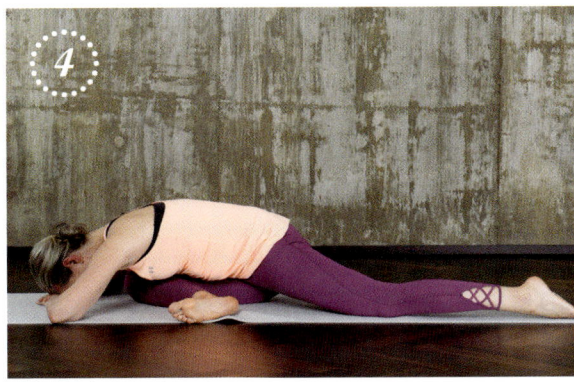

TIPP

Nutzen Sie gern weitere Hilfsmittel, um eventuell zu großen Druck oder zu große Intensität zu vermeiden. Sie können zum Beispiel eine zusammengelegte Decke unter das vordere Knie oder unter Ihr Becken legen.

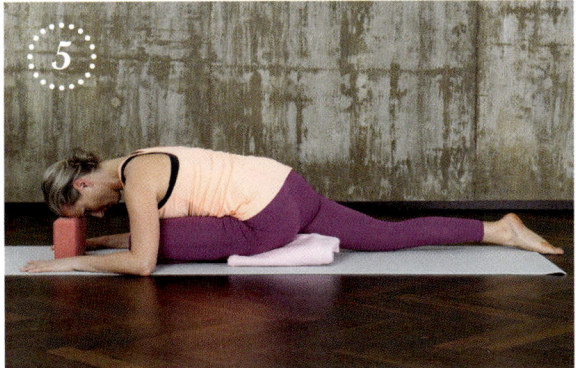

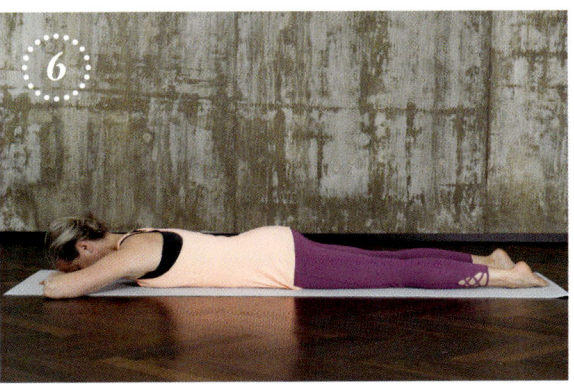

Yin-Yoga
Sphinx als Hängebrücke

Diese Übung dehnt die Lendenwirbelsäule und stimuliert und kräftigt die gesamte Wirbelsäule. Die Ausgangsposition ist die Bauchlage.

- Ausgangsposition ist die Bauchlage. Die Arme sind angewinkelt, die Hände liegen aufeinander. Die Stirn liegt auf den Händen. (Bild 1)
- Richten Sie Ihren Oberkörper etwas auf und legen Sie Ihre Unterarme vor sich ab. (Bild 2)
- Richten Sie den Blick nach unten, geradeaus oder in Richtung Himmel. Fühlen Sie dabei auch, was Ihr Nacken davon hält, wenn Sie nach oben schauen und justieren Sie entsprechend.
- Um den sanften Aspekt der Yin-Sphinx zu unterstreichen, können Sie eine gefaltete weiche Decke unter Ihre Rippenbögen legen.
- Mir persönlich hilft – im Gegensatz zu der Yang-Sphinx – die Vorstellung der Wirbelsäule als Hängebrücke in dieser Position.
- Der Po ist locker. Sie können auch ausprobieren, was in Ihrem Körper geschieht, wenn Sie die Po-Muskulatur aktivieren.
- Kommen Sie danach in die Bauchlage und bewegen Sie sanft das Becken von einer zur anderen Seite.
- Haltedauer: ca. 3 Minuten
- Neutralisierende Position im Anschluss: Balasana (siehe nächste Seite), ca. 1 Minute.

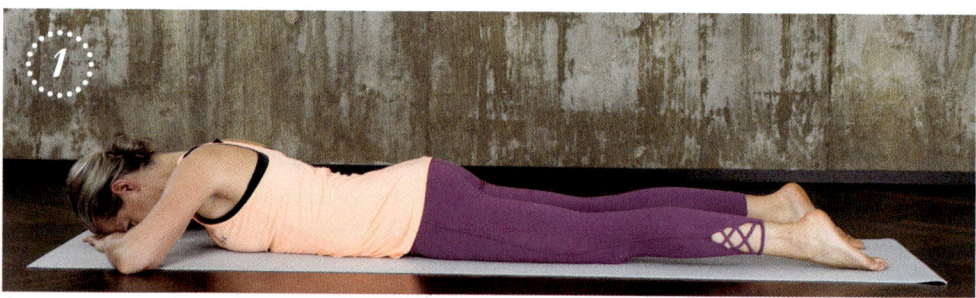

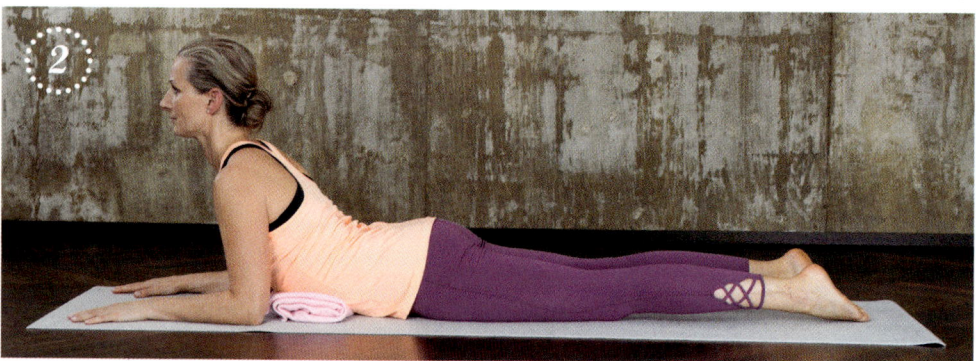

Neutralisierende Position
DIE KINDSHALTUNG
Balasana

Führen Sie diese Übung als neutralisierende Position nach der Sphinx aus.

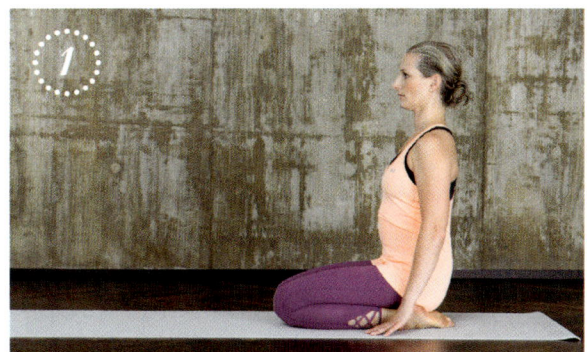

- Kommen Sie aus der vorherigen Übung in den Kniestand. (Bild 1)
- Die Beine sind geschlossen.
- Ihr Rücken ist aufgerichtet.
- Ihr Po ist auf den Fersen abgelegt.
- Beugen Sie nun Ihren Oberkörper nach vorn und legen Sie ihn auf Ihren Beinen ab. (Bild 2)
- Sie können Ihre Unterarme vor dem Körper ablegen und Ihre Fäuste übereinanderlegen.
- Auf diesem Fäusteturm legen Sie nun Ihren Kopf ab. (Bild 2)
- Sie können den Kopf auch direkt auf den Boden legen. Dann liegen die Arme locker neben dem Körper auf dem Boden, die Finger zeigen nach hinten, die Handflächen nach oben. (Bild 3)

TIPP

Nutzen Sie nach Belieben Hilfsmittel, wenn die Übung oder die Dehnung sonst zu intensiv wird. Ein Kissen oder eine zusammengelegte Decke zwischen Ferse und Po sorgt z. B. dafür, dass Oberschenkelvorderseite und Knie entspannter sind.

Yin-Yoga
DIE HOCKE

Diese Übung dehnt die Gesäßmuskulatur und die Lendenwirbelsäule, stärkt die Fußgelenke und mobilisiert die Knie- und Hüftgelenke.

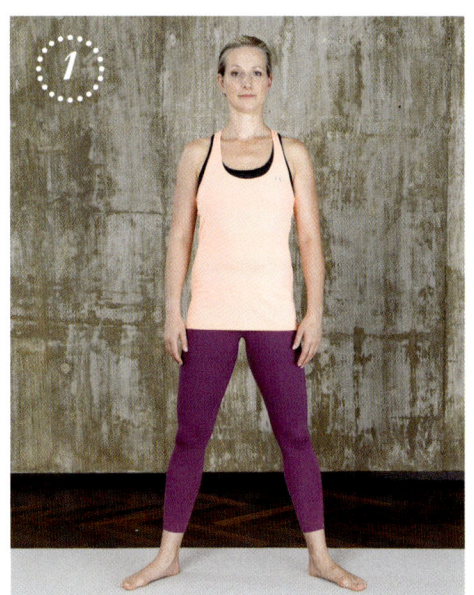

- Sie stehen im aufrechten Stand auf der Matte. Die Beine sind etwas mehr als hüftbreit geöffnet, die Fußspitzen zeigen leicht nach außen oder nach vorn. (Bild 1)
- Die Arme hängen locker an den Seiten herab.
- Beugen Sie jetzt die Knie und lassen Ihren Po auf diese Weise Richtung Boden sinken. Begeben Sie sich in die Hocke.
- Die Oberschenkelrückseiten berühren die Waden. (Bild 2)
- Führen Sie nun Ihre Hände vor dem Körper zusammen, bis sich Ihre Handflächen in einer Gebetshaltung berühren.
- Legen Sie Ihre Stirn locker gegen Ihre Hände.
- Dabei können Sie sich auch leicht nach vorn beugen.
- Halten Sie diese Position für ca. 3 Minuten.
- Neutralisierende Position im Anschluss: Stehende Vorbeuge (siehe nächste Seite), ca. 3 Minuten.

TIPP

Auch bei dieser Übung können Sie Hilfsmittel nutzen. Wenn sich in der Hocke Ihre Fersen vom Boden lösen, rollen Sie Ihre Yogamatte einfach so weit ein, bis sie die richtige Unterlage für Ihre Fersen bildet. Sollte Ihnen das tiefe Hocken schwerfallen, setzen Sie sich auf eine Erhöhung Ihrer Wahl.

Yin-Yoga
STEHENDE VORBEUGE

Diese Übung dehnt die gesamte Körperrückseite und entlastet den Nacken. Gleichzeitig führt sie zu einer sanften Bauchorganmassage.

- Sie stehen aufrecht, die Beine sind leicht geöffnet. (Bild 1)
- Beugen Sie sich nun mit rundem Oberkörper nach vorn, lassen Sie sich einfach Richtung Oberschenkel hängen. Auch der Nacken hängt locker herab. (Bild 2)
- Wenn die Dehnung in der Oberschenkelrückseite zu intensiv ist, beugen Sie Ihre Knie etwas.
- Die Arme hängen locker herab oder sind locker verschränkt.
- Halten Sie diese Position für ca. 3 Minuten.
- Atmen Sie dann tief aus und richten Sie sich dabei langsam, Wirbel für Wirbel, wieder auf. (Bilder 3 und 4)

ACHTUNG

Bei erhöhtem Augeninnendruck sollten Sie auf diese Übung verzichten und bei Bluthochdruck besonders achtsam mit sich umgehen. Bei zu niedrigem Blutdruck setzen Sie sich bitte nach dem Hängen hin, statt sich aufzurollen.

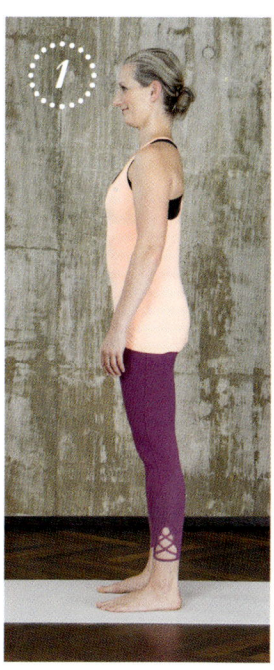
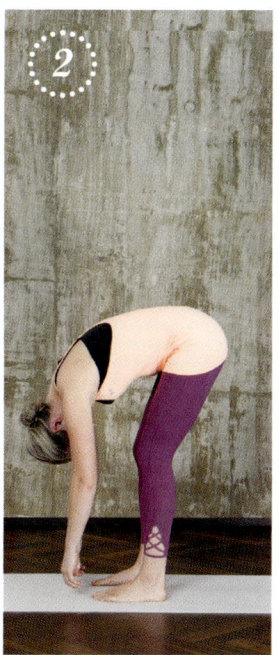
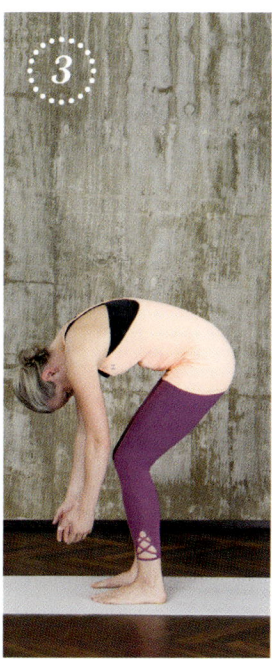
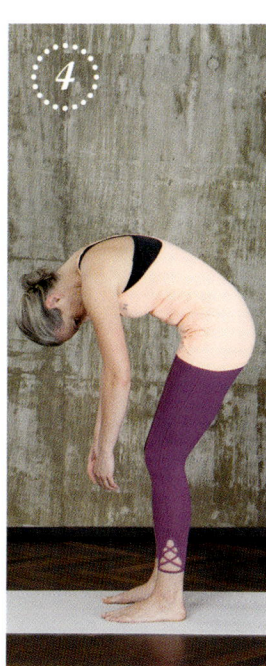

Ausgleichende Yin-Yoga-Sequenz

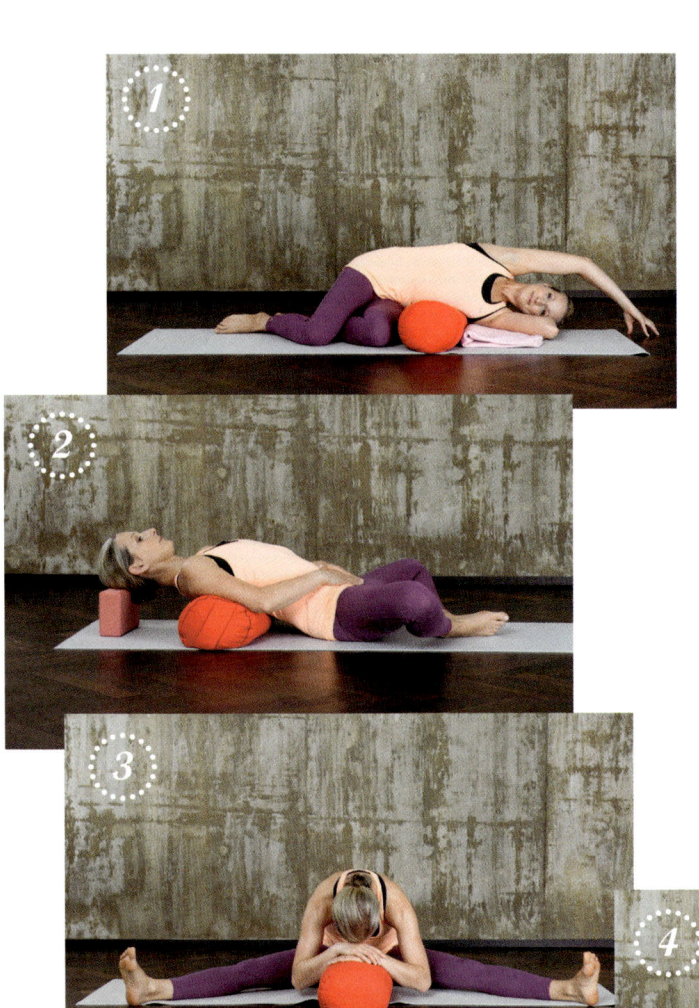

Ich empfehle Ihnen, die vorangegangenen Einzelübungen als Sequenz auszuführen. Im Yin-Yoga werden Sie eine besondere, eine andere Intensität bemerken. Die Sequenz wirkt harmonisierend. Die Übungen wirken nämlich auf bestimmte Meridiane, die dafür sorgen, dass auch Ihr Organsystem entsprechende Impulse erhält, in Harmonie zu kommen. Schalten Sie dafür gefühlt Ihre Muskulatur weitestgehend aus. Nehmen Sie Yang heraus und genießen Sie die kühle Harmonie! Legen Sie sich nach Ihrer Yin-Yoga-Sequenz noch für ca. fünf Minuten in Shavasana.

Hinweis: Alle Übungen werden auch in der Sequenz vollständig ausgeführt, also mit allen Seitneigungen oder mit beiden Seiten nacheinander, auch wenn hier jeweils nur ein Foto beispielhaft gezeigt wird.

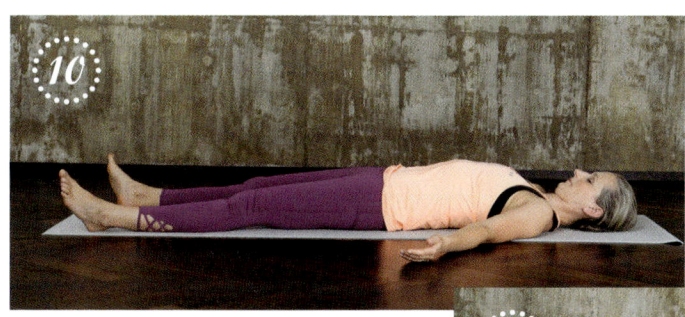

1. **LIEGENDE BANANE**
2. **LIEGENDER SCHMETTERLING**
3. **LIBELLE**
4. **SEITNEIGENDE LIBELLE**
5. **TWIST-LIBELLE**
6. **SCHLAFENDER SCHWAN**
7. **SPHINX ALS HÄNGEBRÜCKE**
8. **DIE HOCKE**
9. **STEHENDE VORBEUGE**
10. **SHAVASANA**

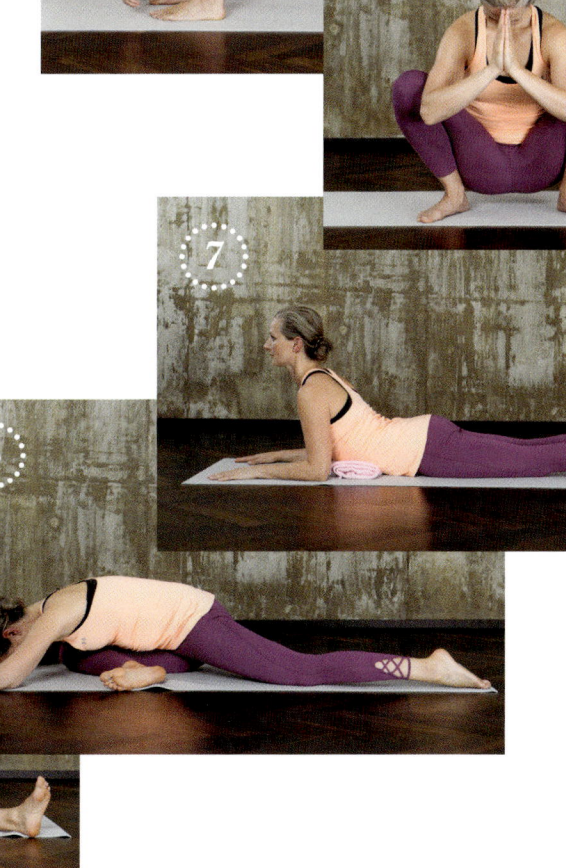

YIN-YOGA-SEQUENZ

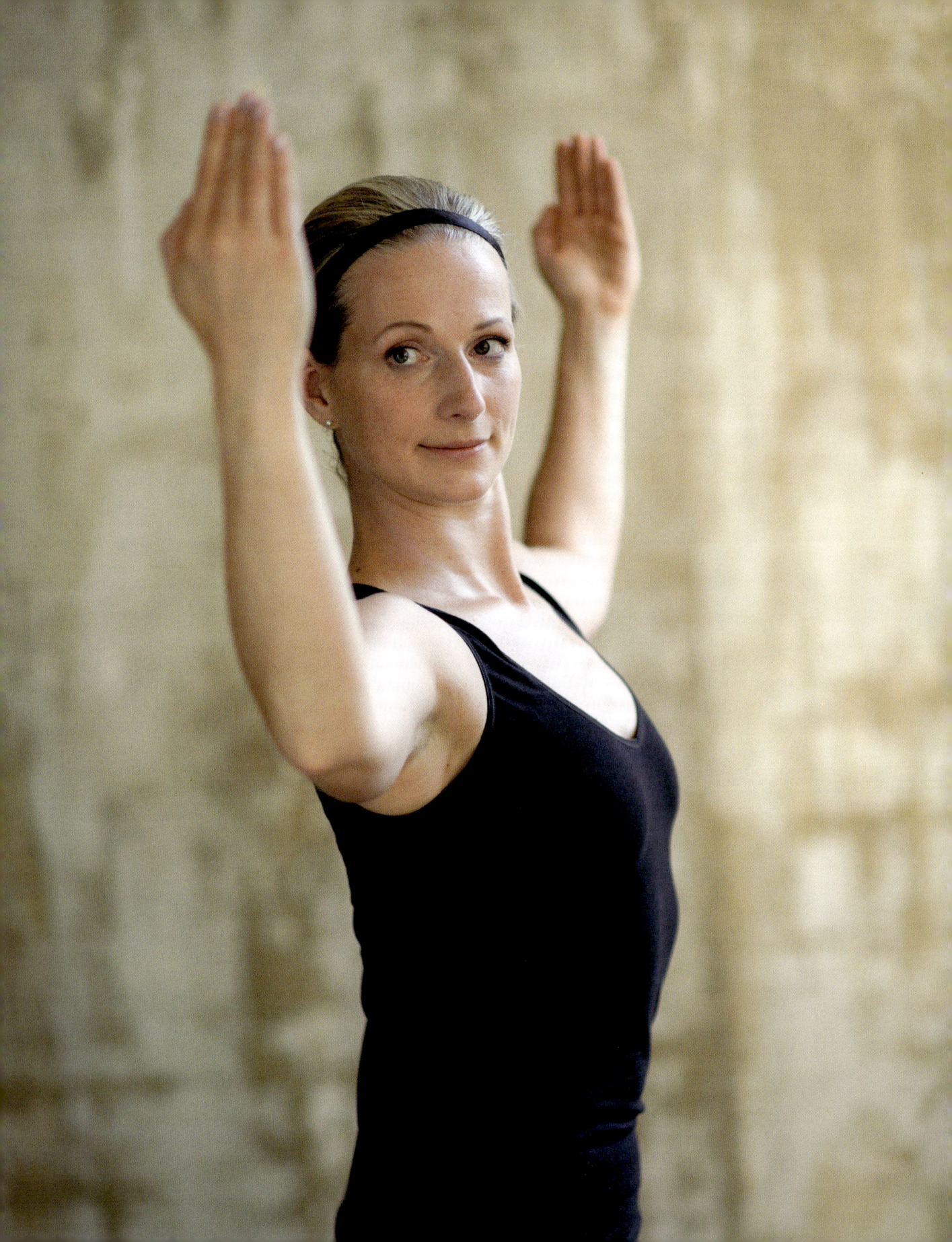

RELAX-SNACKS FÜR ZWISCHENDURCH

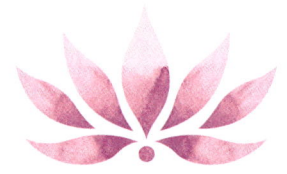

BEWEGUNG IST UNENTBEHRLICH!

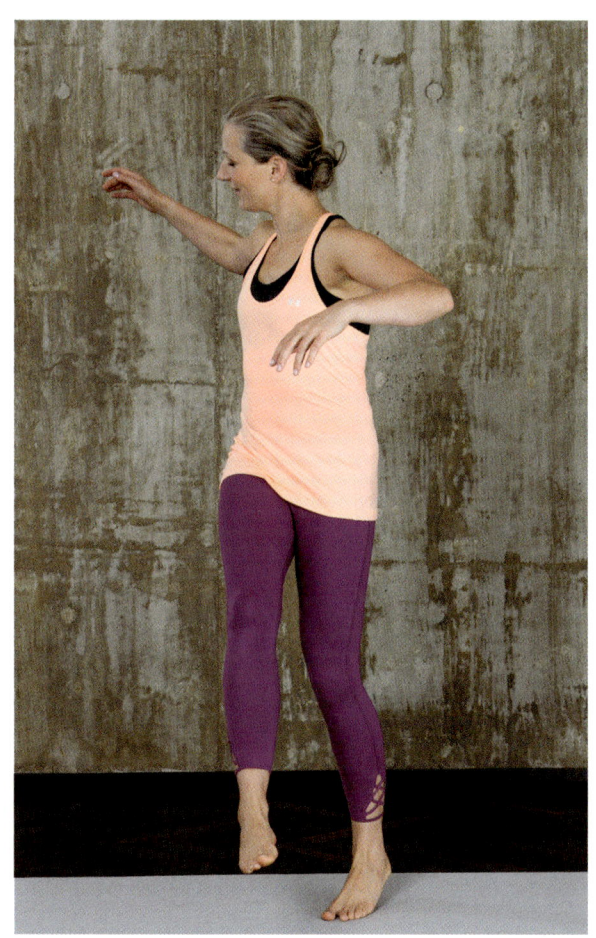

Wir Menschen sind für Bewegung gemacht. Der Körper braucht Bewegung und Bewegungsvielfalt. Er kann sich anpassen – positiv wie negativ. Erhält er keine Bewegungsreize, merkt er sich das, er wird beispielsweise unflexibel und steif. Die biologische Anpassung funktioniert aber auch andersherum: Denken Sie an Akrobaten, Tänzer oder Hindernisläufer. Ein Zauberwort, das neben gesunder Einstellung und Ernährung dazu führt, dass sich Körpersysteme wie Faszien, Muskulatur, Gehirn, Herz, Koordinationsvermögen und anderen Fähigkeiten positiv anpassen, lautet: regelmäßig! Und ein zweites: tun!

MOBILISATION

Zuerst stelle ich Ihnen verschiedene Übungen zur Mobilisation Ihres Körpers vor. Manch eine Wirbelsäule „weiß" jedoch schon gar nicht mehr, dass sie sich wie eine Palme auch nach rechts und links neigen, manch ein Becken nicht mehr, dass es fröhlich Samba tanzen oder der Körper als Ganzes, dass er sich völlig wild und ausgelassen bewegen kann, so wie es Kinder manchmal einfach so tun: „Abspacken" wird völlig unterschätzt. Laut Duden ist der „Spacken" oder der „Spacko" ein Dummkopf. Ich glaube aber vielmehr, dass jemand, der so richtig „abspacken" oder „abzappeln" kann, also ohne darüber nachzudenken wild herumtanzt, viel für sich, seine Gesundheit und sein inneres Gleichgewicht tut. Einfach, weil er mal loslässt. Damit gehört er eher zu den klugen Köpfen. Und wenn Sie sich nicht trauen, als Zappelphillipp auf der Tanzfläche oder im Büro „abzuspacken": Ihr Wohnzimmer bietet auch Raum für Disco-Feeling!

Die nachfolgenden Übungen können Sie als Start in Ihr ausgedehntes Yoga-Programm nutzen, oder Sie begreifen sie als Relax-Snacks für zwischendurch. Diese Übungen sollen dazu führen, dass Sie sich wohlfühlen, weil Sie andere Bewegungsreize setzen. Versuchen Sie auch hier, durch die Nase zu atmen. Sollten Sie die Atemvorschläge aber stressen, atmen Sie in Ihrer Weise. Und noch ein Hinweis: Je älter ein Mensch ist, desto länger muss er mobilisieren, damit seine Gelenke im wahrsten Sinne geschmiert werden. Bei jeder der folgenden Übungen sind Wiederholungsempfehlungen angegeben, aber Sie dürfen gern länger „kurbeln" als vorgeschlagen!

Die Übungen sind nach ihren Ausgangspositionen in 3 Gruppen unterteilt:

- Mobilisation im Stehen
- Mobilisation im Vierfüßlerstand
- Mobilisation in der Rückenlage

DYNAMISCHE FASZIEN-ARBEIT

An die Mobilisationsübungen schließen sich die dynamischen Übungen zur Faszienehnung an. Wenn Sie sich Contemporary-Tänzer anschauen, werden Sie die Bezeichnung „geschmeidige Faszien" sehr gut verstehen können. Neben dem Yin-orientierten Yoga gibt es viele weitere Bewegungsabläufe, die Ihre Faszien beweglich und geschmeidig halten können, auch spezielle Faszienübungen. Hier gilt:

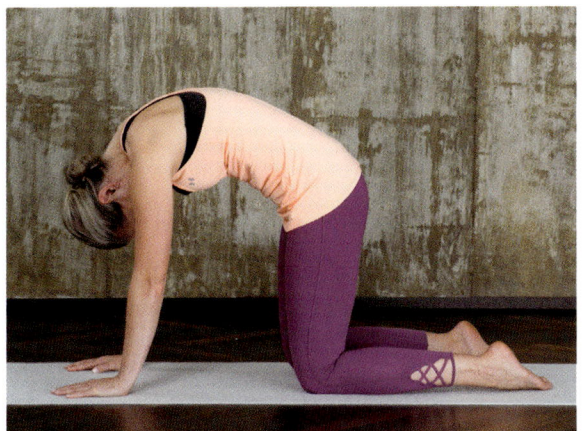

Hauptsache vielfältig! Einseitige Bewegungs- und Haltungsmuster hingegen können zu Fehlstellungen der Knochen führen.

Denn eines ist sicher: Faszien lieben Bewegungsvielfalt. Sie sorgen für Festigkeit und Stabilität einerseits und Elastizität und Geschmeidigkeit andererseits. Bewegungsmangel wirkt sich negativ auf die Faszien aus. Sie verkleben oder „verfilzen" und ziehen sich zusammen. Stellen Sie sich die Faszien des Körpers als miteinander verbundenes Netz vor: Wenn Sie an einem Ende ziehen, bewegt sich der Rest des Netzes mit. So kann es sein, dass es an einer Stelle des Körpers „zieht", die Ursache dafür aber an einer ganz anderen Stelle liegt. Es kann beispielsweise passieren, dass jemand unter Kopfschmerzen leidet und die Ursache dafür eine verklebte Fußsohlenfaszie ist. In diesem Fall kann es helfen, die Fußsohle langsam, kontinuierlich und mit einem zugleich vorsichtigen und intensiven Druck über einen Tennisball zu rollen.

Bestimmt kennen Sie die inzwischen überall erhältlichen Faszien-Rollen. Die Massage mit diesen Rollen oder dem Ball dient dazu, die Faszien zu „entfilzen" oder voneinander zu lösen. Dies bezeichnet man als *Fascial Release*. Aber nicht nur damit ist Faszienarbeit möglich: Immer wenn Sie sich bewegen, arbeiten Ihre Faszien. Das ist auch der Fall bei allen bereits vorgestellten und auch den noch folgenden Übungen.

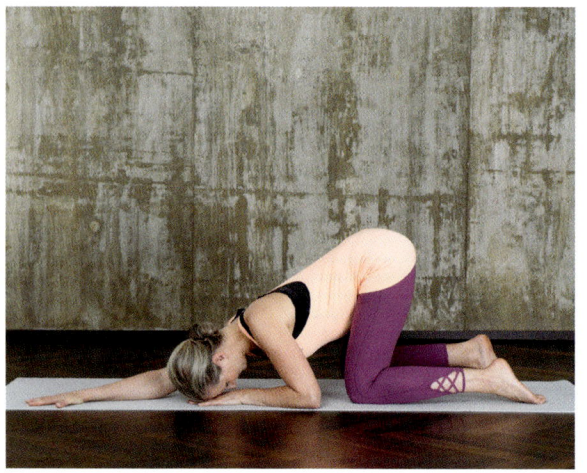

wenn Sie das eventuell vom Muskeltraining gewöhnt sind. Kosten Sie stattdessen die verschiedenen Bewegungsnuancen aus: Nehmen Sie alles wahr. Genießen Sie Ihr fasziales System der Sinne.

> **TIPP**
>
> Zwischen den dynamischen Übungseinheiten sollten Regenerationszeiten von 48 bis 72 Stunden liegen.

Dynamisches Dehnen ist, wie von Physiotherapeuten bestätigt, eine weitere Möglichkeit, Faszien zu bearbeiten.

Besonders wichtig gerade bei den dynamischen Faszienübungen: Gehen Sie achtsam mit sich um. Das regelmäßige Ausführen dieser Übungen wird zu einem verbesserten Körpergefühl führen. Aber grundsätzlich und gerade zu Anfang der dynamischen Faszienarbeit gilt: Weniger ist mehr. Gehen Sie keinesfalls über die Belastungsgrenze hinaus, auch

ENTSPANNUNGSPOSEN

Zu den Relax-Snacks, die ich Ihnen in diesem Kapitel servieren möchte, gehören außerdem noch zwei wichtige Entspannungsposen: Balasana, die Kindshaltung, und Shavasana, die Totenhaltung. Diese Posen bieten sich als Anfangs- oder Zwischeneinheiten und nach vielen Asanas vor allem zur Endentspannung an. Da sich beiden Posen auch als neutralisierende Positionen nach bestimmten Übungen eignen, kommen sie in diesem Buch mehrfach

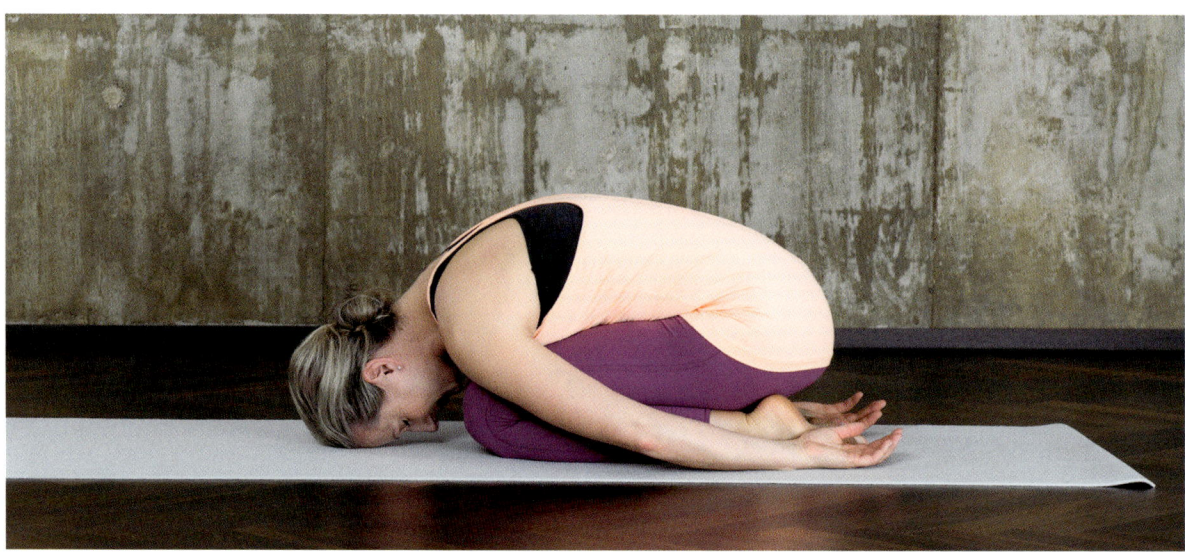

vor. Manchmal genügt es aber auch schon, sich in bestimmten Lebenssituationen einfach in eine dieser Positionen zu begeben, um sich zu beruhigen. Dazu bietet sich besonders die Kindshaltung an.

Balasana – die Kindshaltung

Als Kind sind Sie sicherlich immer wieder hingefallen, bevor Sie laufen konnten. Wenn Sie hingefallen sind, haben Sie sich vermutlich höchstens gewundert, vielleicht sogar gelacht. Dann sind Sie wieder aufgestanden. Und haben es auf ein Neues probiert. Erlauben Sie sich, Fehler zu machen, vielleicht sogar eine Haltung der Fehlerfreundlichkeit. Nur so können Sie Ihre vielen Potenziale letztendlich entfalten. Wenn Sie mögen, beobachten Sie in dieser Haltung auch Ihre Muster: Wie stehen sich innerer Antreiber und eigener Kritiker gegenüber?

Shavasana – die Totenhaltung

Diese Haltung beendet eine klassische Yoga-Stunde. Ohne Shavasana kann sich die Energie, das durch die Yoga-Praxis aktivierte Prana, nicht verteilen. Sie dient der puren Entspannung. Und gerade dieses Nichtstun und Entspannen kann den Menschen sehr stressen. Nichtstun bedeutet nämlich: nicht bewegen, nicht denken, nicht fühlen. Selbst der Atem geht in dieser Pose bei völliger Entspannung nur noch sehr flach. Aber Sie werden das schaffen. Glauben Sie mir: Übung ist – mindestens – der halbe Meister! Shavasana eignet sich auch als Relax-Snack, um zwischendurch in die Entspannung zu kommen.

> **TIPP**
>
> Am Ende dieses Buches (ab S. 128) finden Sie auch Anregungen, wie Sie diese Relax-Snacks so zu Übungseinheiten zusammenfügen können, wie es für Ihre jeweilige Lebenslage gerade am besten passt.

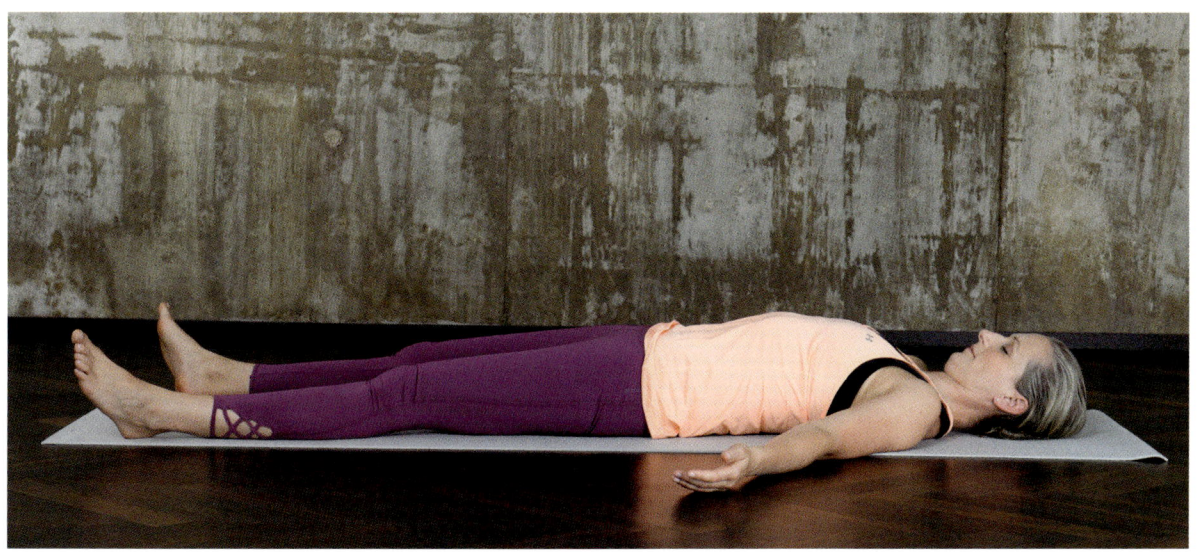

Mobilisation im Stehen
DIE SCHLANGE

Diese Übung hält Ihre Wirbelsäule beweglich – oder hilft ihr zurück zu alter Beweglichkeit, falls Sie ein bisschen eingerostet sein sollten. Sie dehnt zudem die Körperrückseite.

- Ausgangsposition ist der aufrechte Stand.
- Die Beine sind etwa hüftbreit geöffnet. Die Füße sind parallel, die Fußspitzen zeigen nach vorn. (Bild 1)
- Atmen Sie möglichst durch die Nase ein.
- Atmen Sie aus. Senken Sie dabei den Kopf und beugen Sie den Oberkörper nach vorn und dann nach unten.
- Der Oberkörper ist dabei rund. (Bild 2)
- Bewegen Sie Ihre Wirbelsäule langsam am Körper herab, bis Ihre Hände den Boden erreichen. (Bild 3)
- Wenn Sie mit den Händen nicht bis zum Boden gelangen, können Sie die Knie auch beugen oder mit den Händen Ihre Waden umfassen. (Bild 4)
- Sobald Sie unten angekommen sind, atmen Sie ein.
- Richten Sie sich beim Ausatmen nun wieder auf, langsam, Wirbel für Wirbel, nicht zu schnell. (Bilder 5 bis 8)
- Die Arme hängen locker herab.
- Wiederholen Sie die Schlange einige Male.

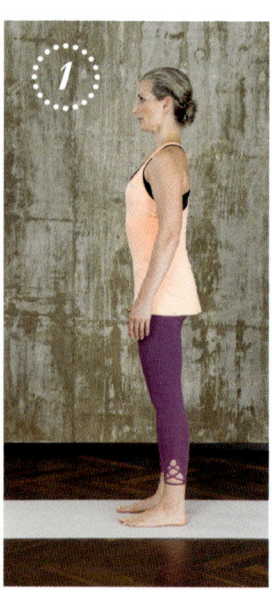
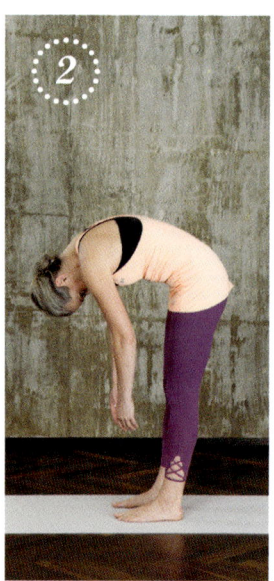
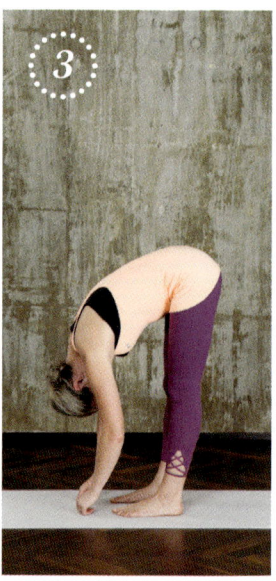
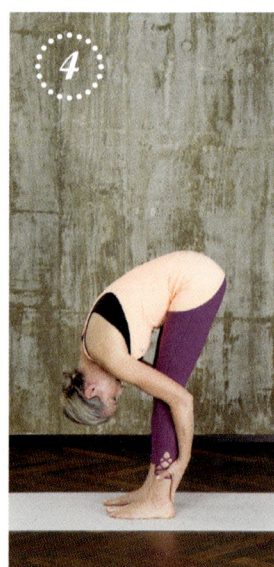

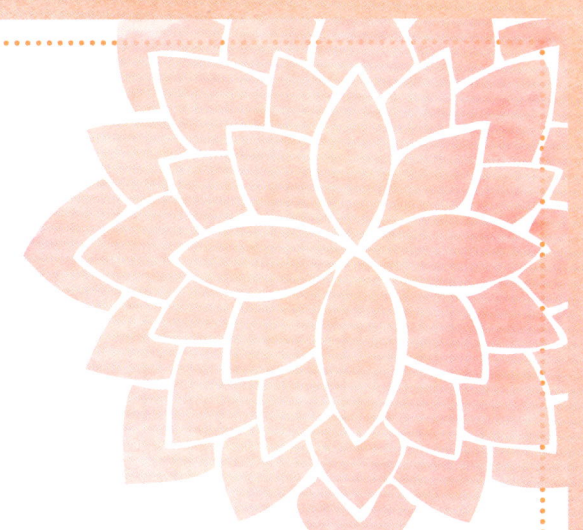

ACHTUNG

Bei erhöhtem Augeninnendruck sollten Sie auf diese Übung verzichten.

Sollten Sie an Bluthochdruck leiden, gehen Sie bitte bei dieser Übung besonders achtsam mit sich um.

Bei zu niedrigem Blutdruck setzen Sie sich bitte nach dem Hängen hin, statt sich aufzurollen.

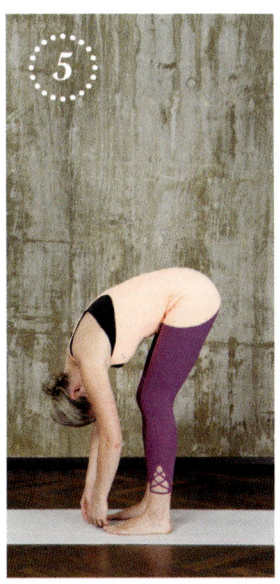
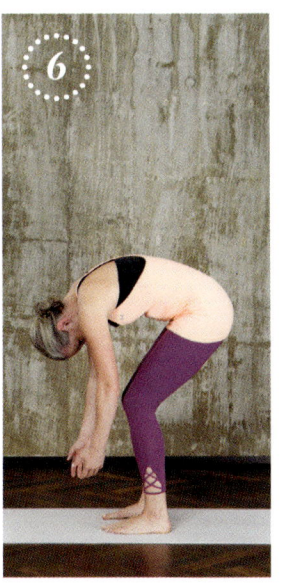
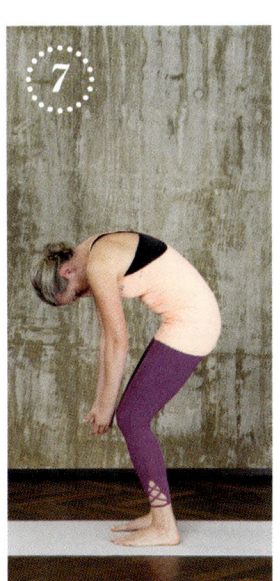
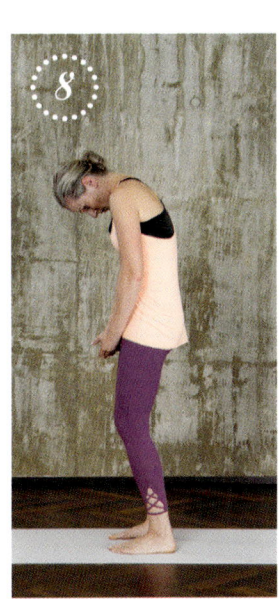

Mobilisation im Stehen
DER KERZENLEUCHTER

Diese Übung erhält die Rotationsfähigkeit Ihres Körpers. Im Alltag drehen wir uns viel zu selten.

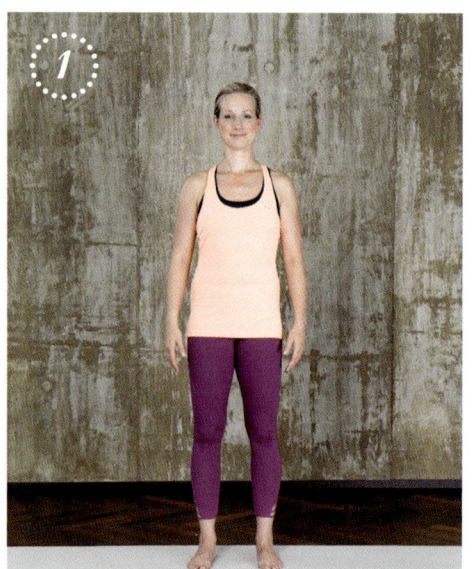

- Sie stehen im aufrechten Stand. (Bild 1)
- Die Arme hängen locker an den Seiten herab.
- Die Beine sind hüftbreit geöffnet, die Füße parallel.
- Strecken Sie jetzt Ihre Arme zu den Seiten aus.
- Heben Sie sie bis etwa auf Schulterhöhe an.
- Winkeln Sie nun die Unterarme an, sodass die Hände nach oben zeigen. (Bild 2)
- Die Unterarme sind parallel zum Körper, Ober- und Unterarme bilden einen rechten Winkel.
- Die Handflächen zeigen nach vorn.
- Ziehen Sie ganz bewusst Ihre Schultern weg von den Ohren.
- Atmen Sie ein.

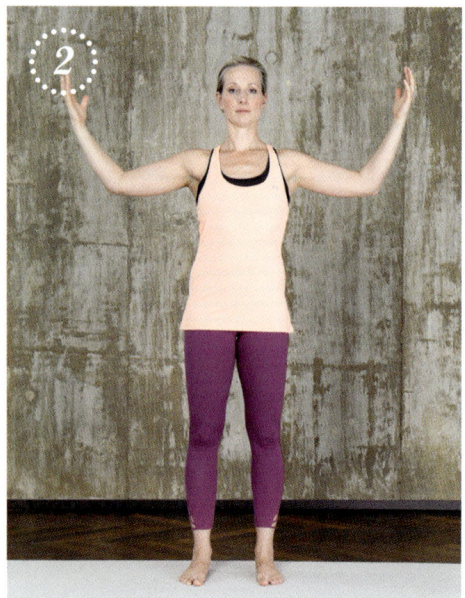

TIPP
Atmen Sie möglichst immer durch die Nase ein und aus. Dies gilt für diese und die nächsten Übungen.

- Beim Ausatmen drehen Sie den Oberkörper nach rechts. (Bild 3)
- Die Hüfte bewegt sich nicht mit.
- Stellen Sie sich vor, dass an Ihrem Becken Scheinwerfer befestigt sind: Diese sollen auch während der Bewegung Ihres Oberkörpers weiter geradeaus nach vorn leuchten.
- Rechts angekommen, prüfen Sie bitte Ihre Position:
- Befinden sich Ihre Arme noch „richtig" an den Seiten oder hat eventuell ein Arm versucht, nach vorn zu kommen?
- Sind Ihre Unterarme gerade nach oben ausgestreckt und parallel zum Körper?
- Sind Ihre Schultern weit weg von den Ohren?
- Korrigieren Sie Ihre Haltung, wenn nötig.
- Atmen Sie ein.
- Beim Ausatmen drehen Sie Ihren Oberkörper wieder zurück nach vorn. (Bild 4)
- Atmen Sie erneut ein.
- Beim Ausatmen drehen Sie Ihren Oberkörper nun zur linken Seite.
- Die Kerzenleuchter-Haltung bleibt dabei bestehen. Überprüfen Sie wieder Ihre Position und korrigieren Sie sie, falls erforderlich.
- Und denken Sie an die Scheinwerfer auf der Hüfte! Die Hüfte bewegt sich bei der Drehung nicht mit.
- Vergessen Sie das Atmen nicht!
- Atmen Sie ein und kommen beim Ausatmen zurück in die Mitte.
- Wiederholen Sie den Kerzenleuchter ca. 6 Mal pro Seite.

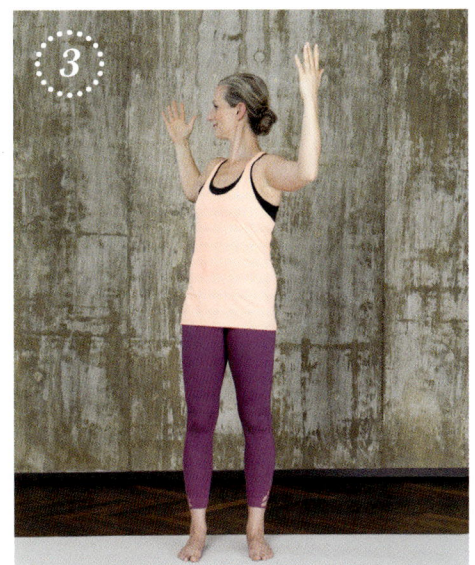

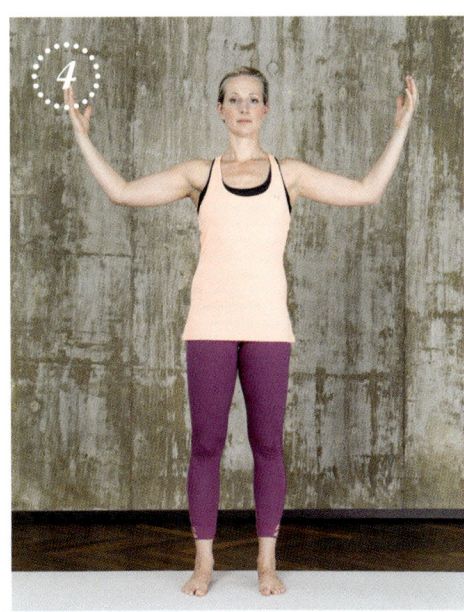

MOBILISATION IM STEHEN

Mobilisation im Stehen
DIE PALME IM WIND

Auch diese Übung ist sehr wichtig für die Mobilisation der Wirbelsäule. Denken Sie daran: Ihre Faszien lieben die Bewegungsvielfalt!

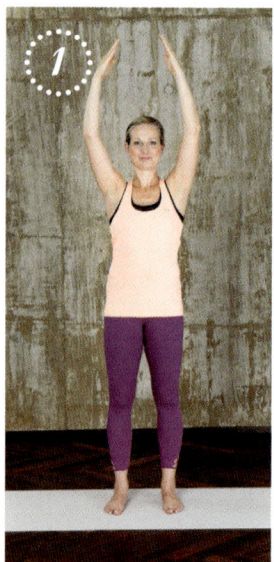
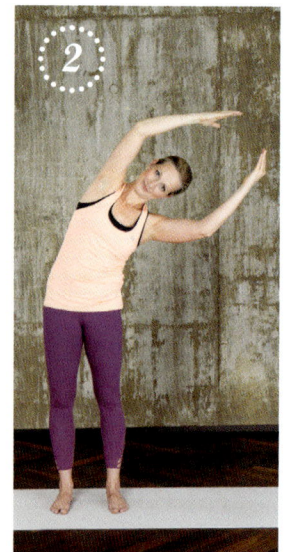
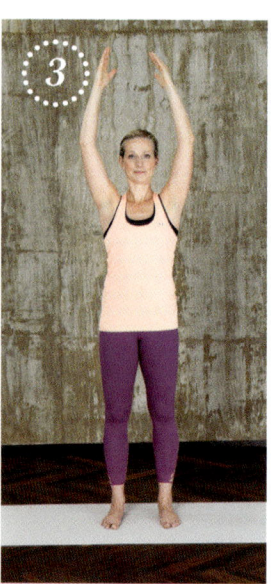
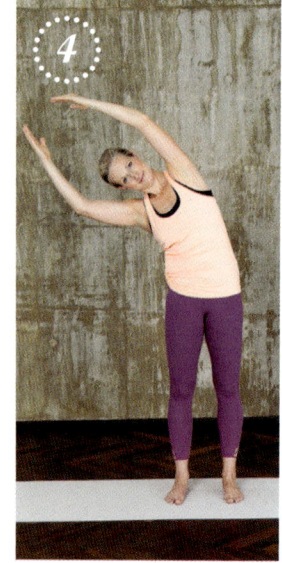

- Sie stehen aufrecht. Ihre Beine sind etwa hüftbreit geöffnet.
- Die Füße sind parallel, die Fußspitzen zeigen nach vorn.
- Atmen Sie möglichst durch die Nase ein und aus.
- Strecken Sie Ihre Arme locker zu den Seiten aus und führen Sie sie gleichzeitig nach oben, links und rechts neben Ihren Kopf. (Bild 1)
- Die Handflächen zeigen zueinander, berühren sich aber nicht.
- Die Arme sind leicht gebeugt.
- Atmen Sie ein.
- Beim Ausatmen neigen Sie Ihren Oberkörper nach links. (Bild 2)
- Bleiben Sie in der Seitneigung und atmen Sie ein.
- Atmen Sie aus und kommen dabei zurück in die aufrechte Position. Die Arme bleiben oben. (Bild 3)
- Atmen Sie ein.
- Atmen Sie aus und neigen Ihren Oberkörper dabei nun zur rechten Seite. (Bild 4)
- Atmen Sie ein.
- Atmen Sie aus und kommen dabei zurück in die aufrechte Position.
- Wiederholen Sie die Übung ca. 6 Mal pro Seite.

Mobilisation im Stehen
SCHULTERKREISEN

Das Schulterkreisen ist eine Übung, die Sie gar nicht häufig genug ausführen können. Unsere Schultermuskulatur ist viel zu häufig verspannt.

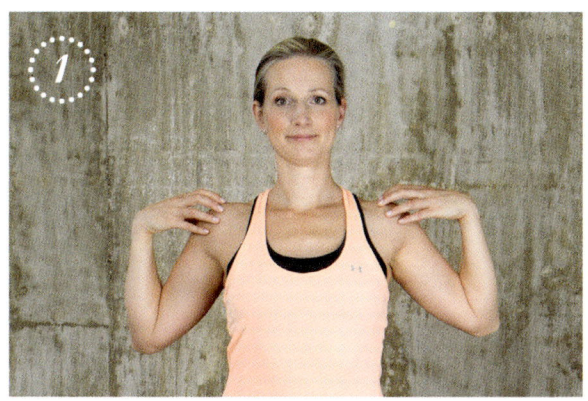

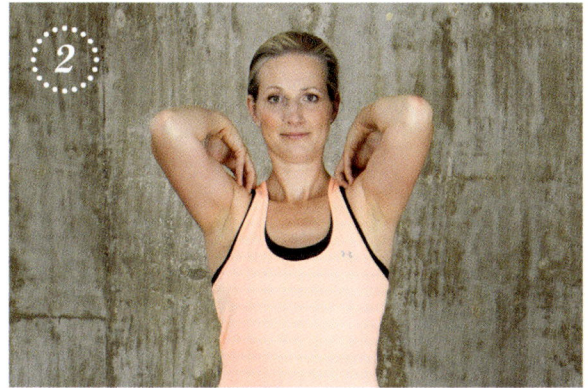

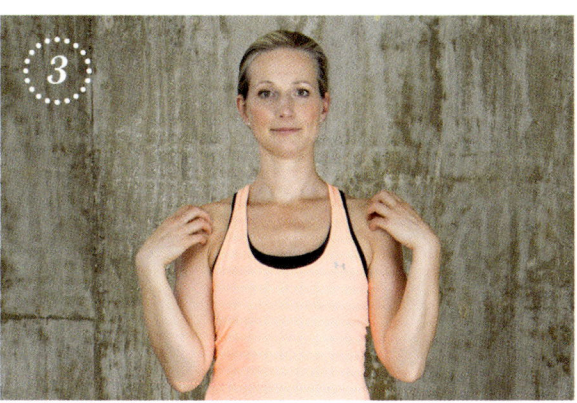

- Sie stehen aufrecht, die Beine sind hüftbreit geöffnet, die Füße parallel zueinander.
- Zur Unterstützung der Bewegung können Sie zunächst die Fingerkuppen auf Ihre Schultern legen. (Bild 1)
- Kreisen Sie Ihre Schultern nun über alle Anteile bewusst über von vorn, über den mittleren Anteil nach hinten unten. (Bild 2)
- Führen Sie diese Bewegung in Ihrem eigenen Tempo aus. Atmen Sie ganz entspannt und treten Sie in Dialog mit Ihrer Schulter.
- Wenn Sie aus der Bewegung wieder nach vorn kommen, lassen Sie Ihre Oberarme bewusst den Oberkörper streifen. (Bild 3)
- Wenn Sie auf diese Weise ein wenig „gekurbelt" haben, können Sie anschließend versuchen, die Bewegung mit gestreckten Armen auszuführen. Stellen Sie sich dabei vor, wie Sie im Wasser liegen und rückwärts kraulen.
- Der Oberkörper kann sich in der Brustwirbelsäule mitbewegen.
- Führen Sie das Schulterkreisen mindestens 3 Minuten lang aus, gern auch 5 Minuten lang.

Mobilisation im Vierfüßlerstand

VIERFÜßLERSTAND
Bidalasana

Den Vierfüßlerstand kennen Sie sicher noch aus dem Sportunterricht. Er ist auch im Yoga eine Basishaltung und die Ausgangsposition für die nächsten Mobilisationsübungen.

- Machen Sie zunächst einen großen, rückenfreundlichen Schritt auf die Matte.
- Stützen Sie Ihre Hände genau auf den Oberschenkeln ab und begeben Sie sich in eine kniende Position.
- Sobald Sie diese erreicht haben, ziehen Sie das vordere Knie nach hinten zum anderen Knie.
- Achten Sie dabei darauf, dass sich Ihre Knie gut anfühlen.
- Wenn Ihnen der Druck auf die Knie unangenehm ist, können Sie auch etwas zum Polstern unterlegen.
- Die Beine sind etwas hüftbreit geöffnet.
- Die Hände sind ungefähr unter den Schultern abgestützt.
- Die Arme sind nicht durchgestreckt.

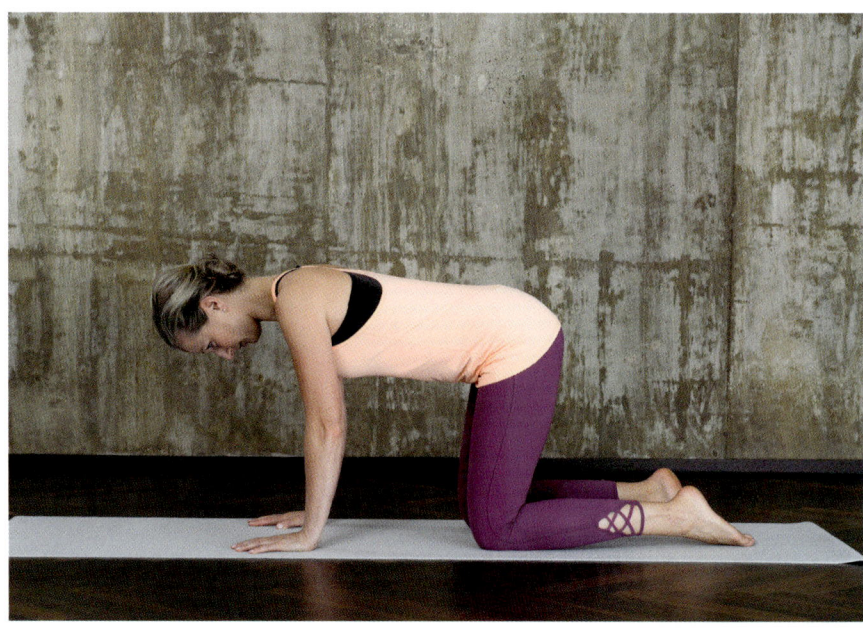

Mobilisation im Vierfüßlerstand
KATZE UND KUH

Für die diese Übung stellen Sie sich am besten zwei Tiere vor: Eine Katze, die ihren Rücken ganz rund macht, und eine Kuh, die selbstbewusst mit hängendem Bauch auf der Weide steht.

- Ausgangsposition ist der Vierfüßlerstand.
- Atmen Sie ein. Spüren Sie dabei, wie Sie Ihren Bauch weich werden lassen, der Bauchnabel nach unten zieht und der Rücken durchhängt. (Bild 1)
- Ihr Blick ist nach vorn gerichtet. Vielleicht stellen Sie sich dabei vor, wie die Kuh dabei gemütlich kauend grinst.
- Beim Ausatmen folgt der Bauch Ihrem Atem und wird flach. Stellen Sie sich vor, wie Ihr Bauchnabel Richtung Wirbelsäule wandert.
- Ihr Kopf hängt nun locker nach unten.
- Ziehen Sie Ihre Schlüsselblätter auseinander. Ihr Rücken wird rund. (Bild 2)
- Nun verbinden Sie die Übungen möglichst fließend miteinander:
  Beim Übergang vom Einatmen zum Ausatmen wird die Kuh zur Katze und andersherum.
- Wiederholen Sie Katze und Kuh ca. 6 Mal.
- Die neutralisierende Position dazwischen ist stets der Vierfüßlerstand.

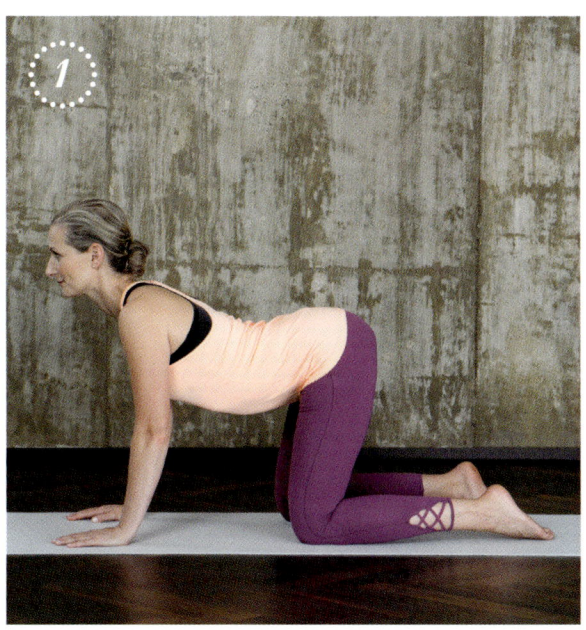
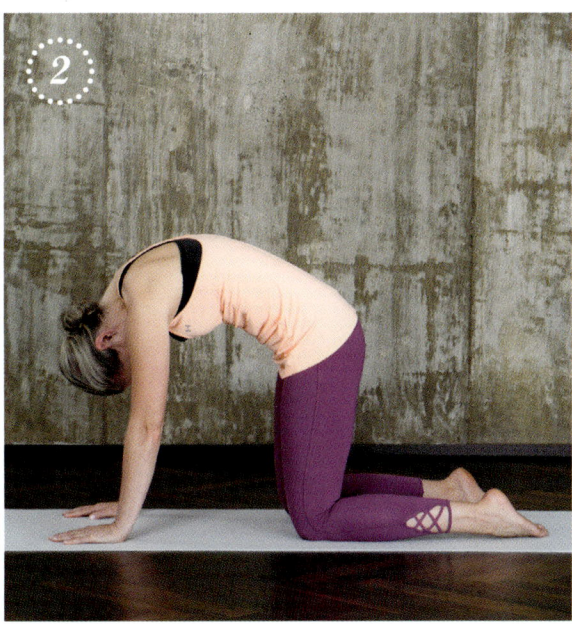

Mobilisation im Vierfüßlerstand
FLANKEN-STRETCH

Diese Übung ist genau das, wonach sie sich anhört: Eine Dehnung für die Körperseiten. Sie sollten Sie unbedingt immer für beide Seiten ausführen, nie nur einseitig.

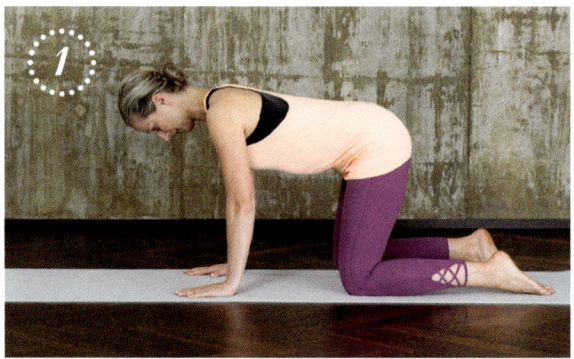

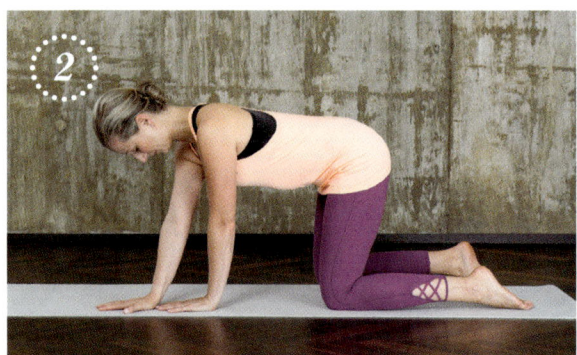

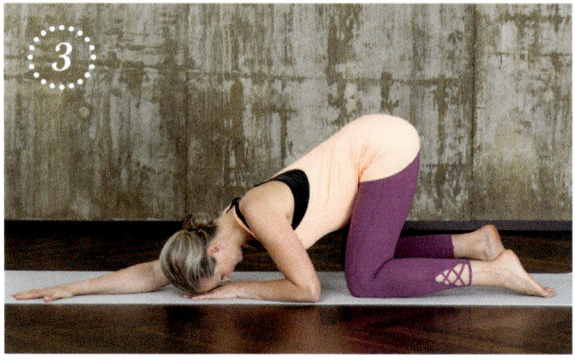

- Die Ausgangsposition ist der Vierfüßlerstand. Die Arme sind aufgestützt, die Hände unter den Schultern. (Bild 1)
- Bringen Sie jetzt Ihre rechte Hand vor die linke. (Bild 2)
- Atmen Sie ein.
- Beim Ausatmen schieben Sie Ihre rechte Hand weit nach vorn. (Bild 3)
- Ihr Oberkörper folgt der Bewegung, Ihr Kopf neigt sich zum Boden. Ihr Blick ist nach unten gerichtet.
- Legen Sie Ihre Stirn auf dem linken Handrücken ab. (Bild 3)
- Der Rücken ist gerade, die Beine bleiben in der Ausgangsposition.
- Am Ende der Bewegung angekommen, atmen Sie erneut ein.
- Beim Ausatmen kommen Sie zurück in den Vierfüßlerstand.
- Atmen Sie ein und aus.
- Führen Sie nun Ihre linke Hand vor die rechte und führen Sie die Bewegung nun für die linke Seite aus.
- Wiederholen Sie die Übung ca. 6 Mal pro Seite.

TIPP
Ihr Kopf bleibt während der gesamten Bewegungsfolge immer in der Verlängerung der Wirbelsäule. Der Blick ist nach unten gerichtet.

Mobilisation im Vierfüßlerstand
SAMBA FÜRS BECKEN

Diese Übung dient der Mobilisierung der Körpermitte. Lassen Sie die Hüften kreisen! Die Bewegung muss dabei auch nicht so schnell sein wie bei der getanzten Samba …

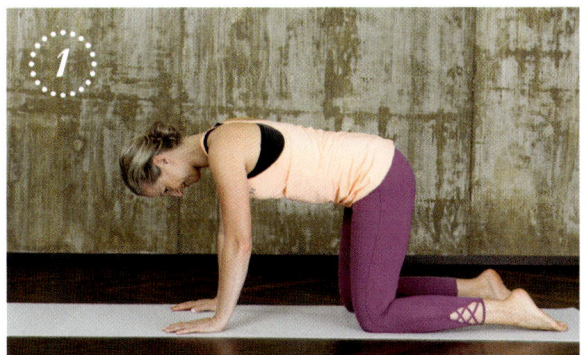

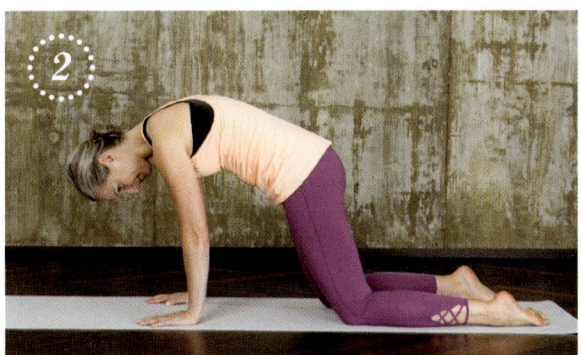

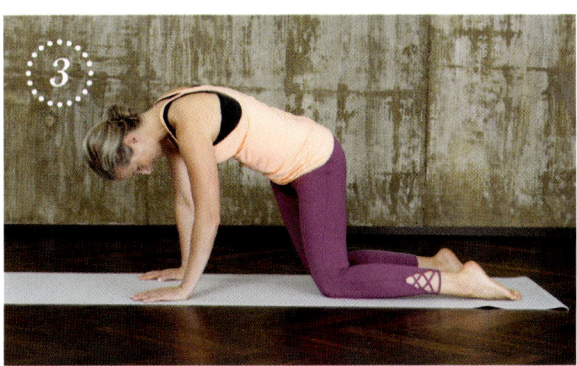

- Ausgangsposition ist der Vierfüßlerstand. (Bild 1)
- Ihre Beine sind etwa hüftbreit geöffnet.
- Wenden Sie Ihre Aufmerksamkeit nun Ihrem Becken zu.
- Kreisen Sie mit Ihrem Becken. (Bilder 2 und 3)
- Stellen Sie sich vor, wie in Brasilien Karneval gefeiert wird und wie geschmeidig die Samba-Tänzerinnen ihre Hüften kreisen lassen.
- Sie können aber auch an die Bewegung beim Hula-Hop denken!
- Kreisen Sie Ihr Becken nun erst eine Zeit lang in die eine Richtung, dann in die andere.
- Wenn Sie mögen, können Sie dabei auch Ihren Atem einsetzen: Ein kurzes Einatmen läutet den Kreis von der Ausgangsposition ein, ein verlängertes Ausatmen vollendet den Kreis.
- Wiederholen Sie die Samba ca. 6 Mal pro Richtung.

Mobilisation in der Rückenlage
BECKENLIFT

- Ausgangsposition ist die Rückenlage. (Bild 1)
- Legen Sie sich so hin, dass hinter Ihnen genügend Platz ist, um später Ihre Arme hinter dem Kopf ablegen zu können.
- Stellen Sie die Beine etwa hüftbreit geöffnet auf.
- Der Kopf ist zur Brust geneigt, sodass ein Doppelkinn entsteht. Der Nacken ist schön lang.
- Schieben Sie die Füße so weit in Richtung Po wie möglich. (Bild 2)
- Die Arme liegen ausgestreckt am Boden.
- Die Fingerspitzen sind dabei so nah wie möglich an den Füßen.
- Atmen Sie ein. Heben Sie dabei den Po an und bewegen ihn Richtung Knie. (Bild 3)
- Beim Ausatmen bringen Sie Ihren Rücken Wirbel für Wirbel wie Perlen einer Perlenkette von oben nach unten Richtung Boden, der Po folgt zum Schluss.
- Synchronisieren Sie nun das Einatmen mit dem Heben des Beckens: Starten Sie die Bewegung mit dem Beginn des Einatmens und beenden Sie sie mit dem Ende des Einatmens.
- Genauso stimmen Sie das Ausatmen mit dem Absenken des Beckens ab: Bewegungsanfang ist Ausatembeginn, Bewegungsende ist Ausatemende.
- Üben Sie diese Bewegung eine Weile im Gleichklang mit Ihrer Atmung.
- Sobald Bewegung und Atmung synchron verlaufen, nehmen Sie noch Ihre Arme mit in den Bewegungsablauf:
- Beim Einatmen, also mit dem Heben des Beckens, bringen Sie Ihre Arme von vorn über den Kopf nach hinten. (Bild 4)
- Ausatmend, also mit dem Absenken des Beckens, bringen Sie die Arme wieder zurück neben Ihren Körper.
- Wiederholen Sie den Beckenlift ca. 12 Mal.

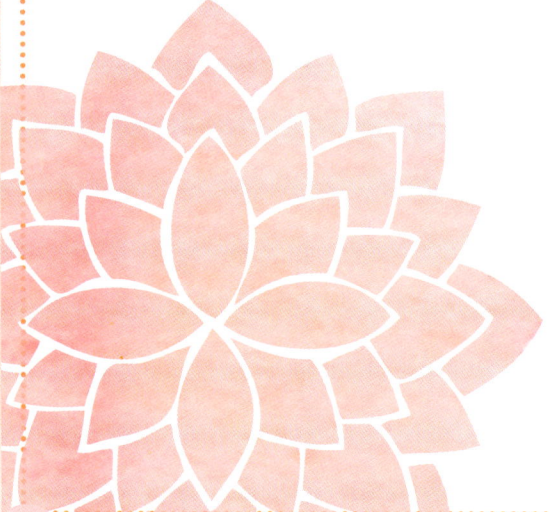

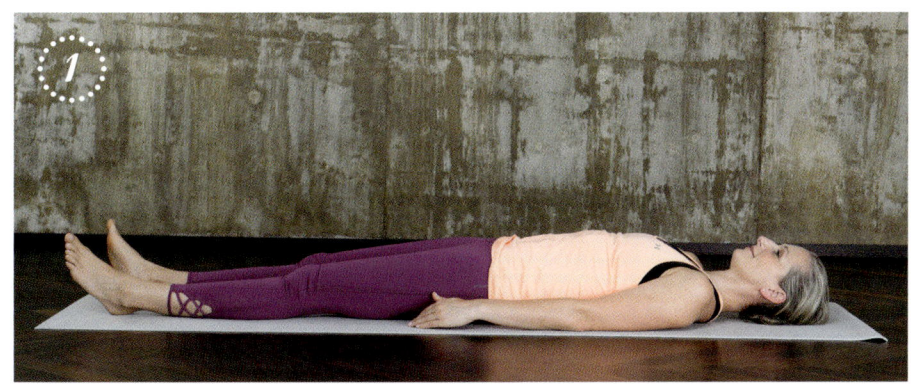
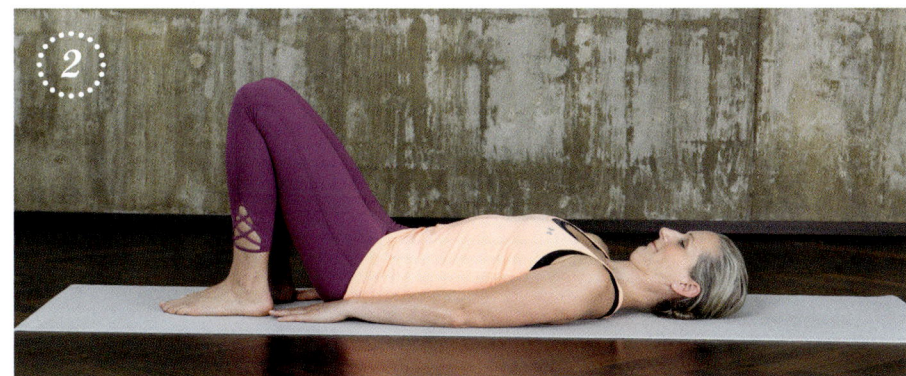
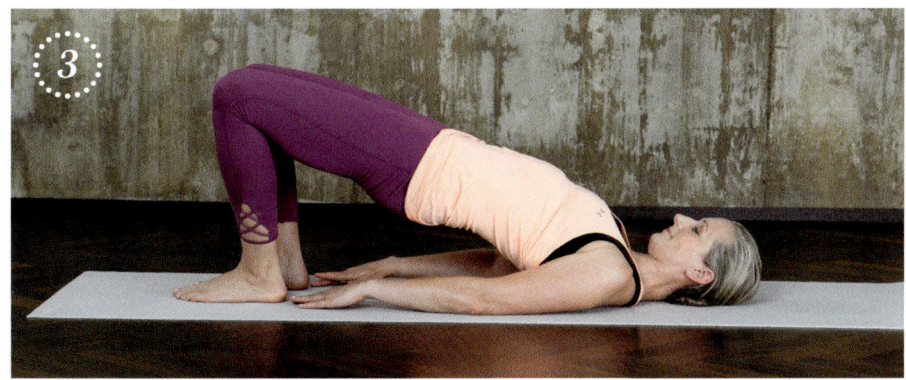
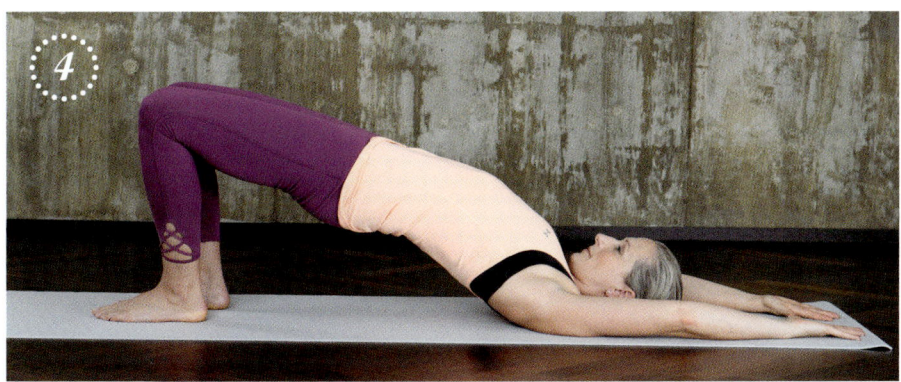

MOBILISATION IN DER RÜCKENLAGE

Mobilisation in der Rückenlage
KROKODIL

Das Krokodil mobilisiert, wie zuvor auch schon die Samba, die Körpermitte und erhält die Drehbeweglichkeit des Körpers. Zudem dehnt es Rücken, Hüften und Oberschenkel.

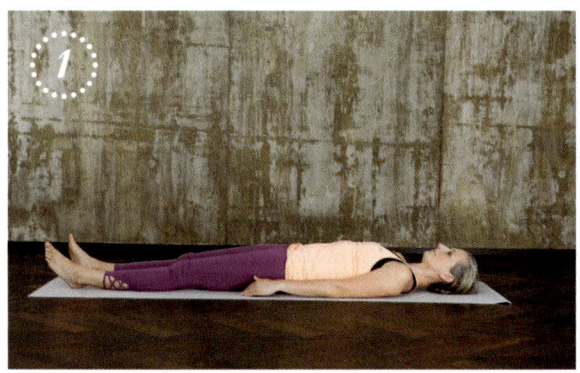

- Ausgangsposition ist die Rückenlage. (Bild 1)
- Der Kopf ist zur Brust geneigt, sodass ein Doppelkinn entsteht und der Nacken schön lang ist.
- Stellen Sie die Beine auf. Die Knöchel können sich berühren. (Bild 2)
- Die Arme sind nach rechts und links ausgestreckt. (Bild 2)
- Ziehen Sie die Schultern weg von den Ohren.
- Atmen Sie ein.
- Beim Ausatmen lassen Sie die Knie zur rechten Seite fallen.
- Dabei können Sie den Kopf sanft in die entgegengesetzte Richtung drehen. (Bild 3)
- Atmen Sie nun erneut ein.
- Beim Ausatmen führen Sie Ihre Knie zurück in die Mitte.

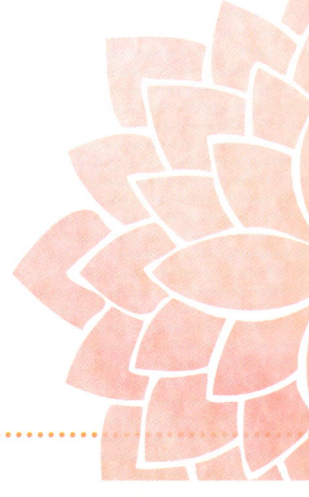

- Drehen Sie dabei gegebenenfalls auch den Kopf zurück in die Ausgangsposition. (Bild 4)
- Nun führen Sie den Bewegungsablauf in die andere Richtung aus.
- Atmen Sie ein.
- Beim Ausatmen lassen Sie die Beine zur linken Seite fallen. (Bilder 5 und 6)
- Sie können den Kopf dabei sanft nach rechts drehen. (Bild 6)
- Die Schultern sind weit weg von den Ohren.
- Atmen Sie ein.
- Beim nächsten Ausatmen kommen Sie zurück in die Mitte.
- Wiederholen Sie das Krokodil ca. 6 Mal pro Seite.

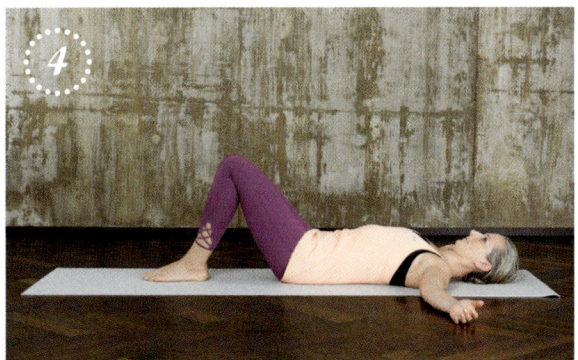

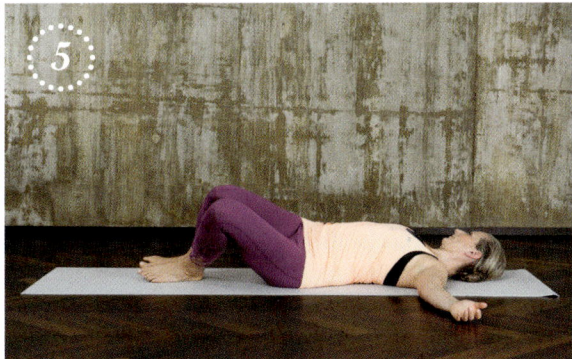

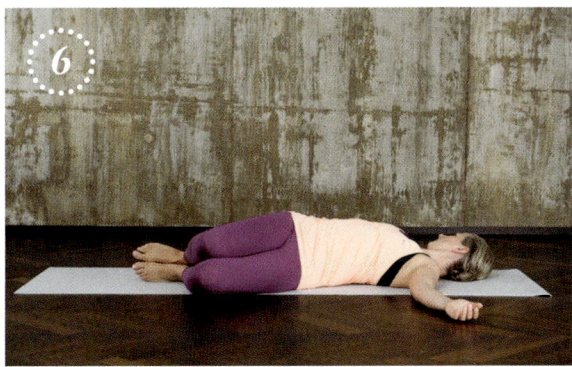

Dynamische Faszien-Arbeit
DYNAMISCHE RAUBKATZE

- Stellen Sie sich aufrecht vor einen Stuhl. Ihr Gesicht ist dem Stuhl zugewandt.
- Die Beine sind hüftbreit geöffnet, die Füße sind parallel.
- Die Knie sind leicht gebeugt.
- Beugen Sie den Oberkörper nach vorn unten und legen Sie beide Arme ausgestreckt auf der Sitzfläche des Stuhls ab. (Bild 1)
- Achten Sie darauf, dass Ihr Rücken gerade ist.
- Schieben Sie nun den rechten Sitzbeinhöcker Richtung Himmel. Dabei streckt sich das rechte Bein. (Bild 2)
- Strecken und spreizen Sie mit der Bewegung auch die Finger der rechten Hand und heben Sie sie etwas von der Stuhlfläche ab. (Bild 2)
- Denken Sie dabei an eine dynamische Raubkatze oder einen sich räkelnden Hund!
- Entspannen Sie nun die rechte Seite wieder. Beugen Sie das rechte Knie und kommen Sie in die Ausgangsposition zurück. Die Arme bleiben abgelegt. (Bild 3)
- Nun strecken Sie langsam beide Beine und ziehen die Sitzbeinhöcker weit Richtung Himmel.
- Heben Sie die Fersen langsam an. Dabei wird die Wirbelsäule rund. (Bild 4)
- Schaukeln Sie Ihre Wirbelsäule jetzt mit langsamen Bewegungen nach rechts und nach links. (Bilder 5 und 6)
- Anschließend senken Sie die Fersen wieder ab, beugen Sie die Knie und strecken den Rücken wieder.
- Richten Sie sich wieder auf.
- Führen Sie die Übungsabfolge nun erneut aus, starten Sie dabei aber mit der linken Seite.
- Schieben Sie den linken Sitzbeinhöcker Richtung Himmel. Dabei streckt sich das linke Bein.
- Strecken und spreizen Sie die Finger der linken Hand und heben Sie sie etwas von der Ablage ab.
- Und so weiter. Vergessen Sie das Atmen nicht!

HINWEIS
Für diese Übung brauchen Sie einen Stuhl.

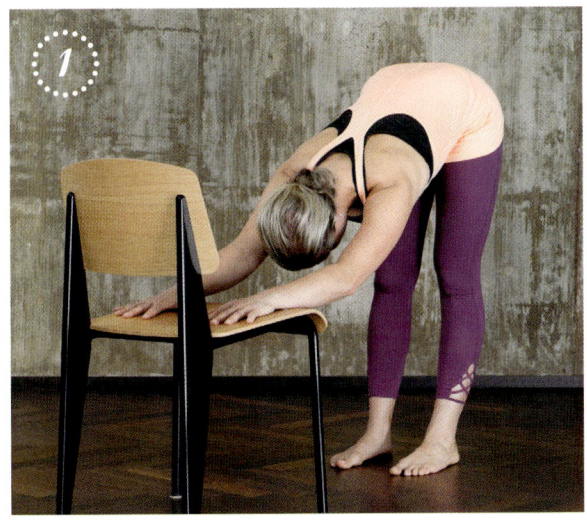
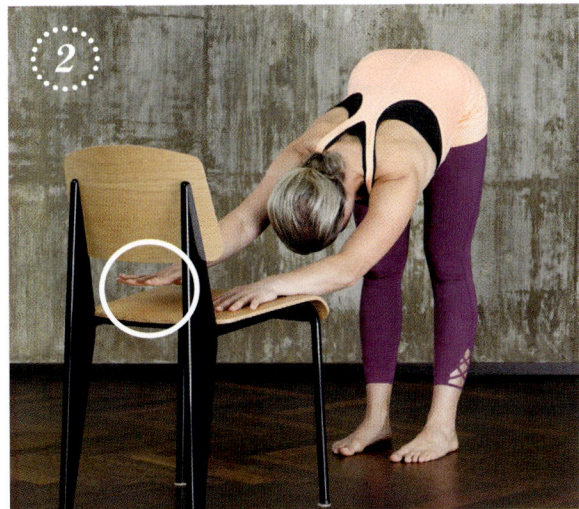
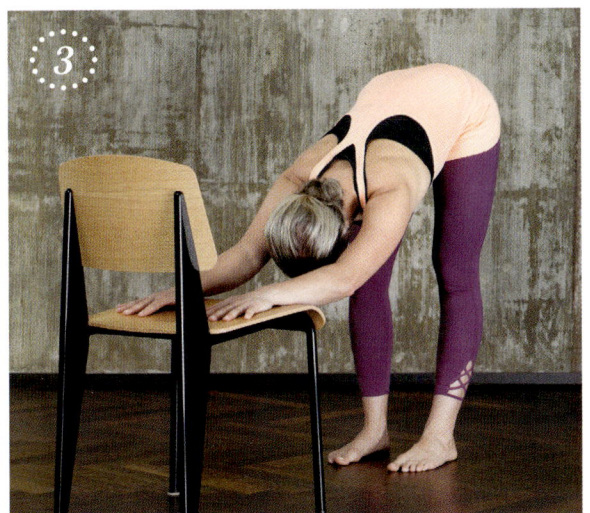
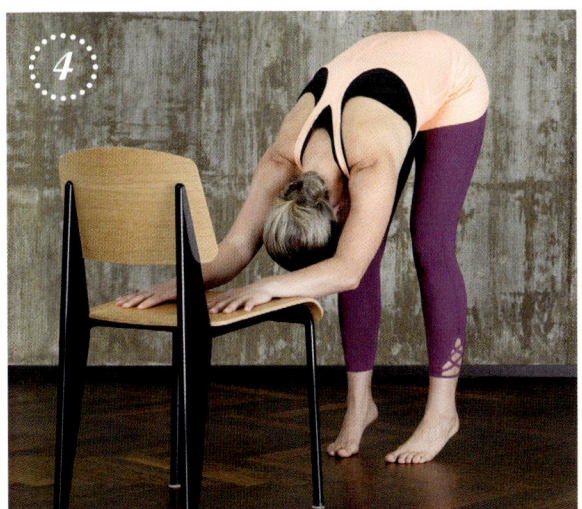
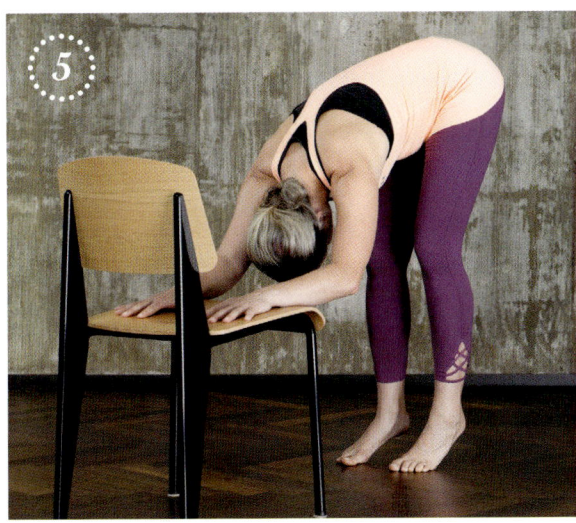
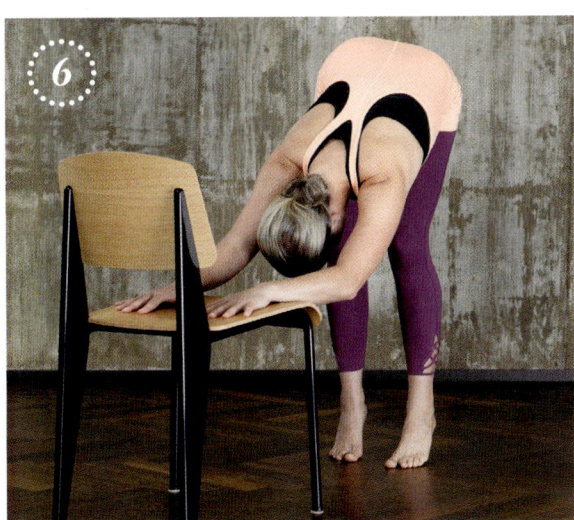

DYNAMISCHE FASZIEN-ARBEIT

Dynamische Faszien-Arbeit
DYNAMISCHER ELEFANT

- Sie stehen aufrecht am Anfang der Matte.
- Die Beine sind etwa hüftbreit geöffnet, die Füße sind parallel. Die Fußspitzen zeigen nach vorn.
- Die Knie sind leicht gebeugt.
- Rollen Sie Ihre Wirbelsäule nun so weit nach unten ab, bis Sie Ihre Handflächen auf den Boden legen können. (Bild 1)
- Beugen Sie Ihre Knie entsprechend weit, damit Sie den Boden problemlos erreichen können.
- Nun setzen Sie langsam eine Hand vor die andere und „wandern" langsam immer weiter nach vorn, bis Sie in eine Stützposition, die Planke, kommen. (Bilder 2 bis 6)
- Nun wandern Sie mit den Füßen nach vorn zu den Händen. (Bilder 7 und 8)
- Setzen Sie dabei langsam und kontinuierlich einen Fuß vor den anderen und rollen Sie die Füße kraftvoll ab.
- Die Knie bleiben dabei so gestreckt wie möglich.
- Ihr Becken darf beim „Gehen" ganz bewusst hin- und herschaukeln. Denken Sie dabei an einen fröhlichen Elefanten!
- Sobald Ihre Füße bei Ihren Händen angekommen sind, wandern Sie mit den Händen wieder nach vorn in den Stütz.
- Wiederholen Sie diese Abfolge ca. 6 Mal.
- Atmen Sie dabei möglichst mühelos und entspannt.

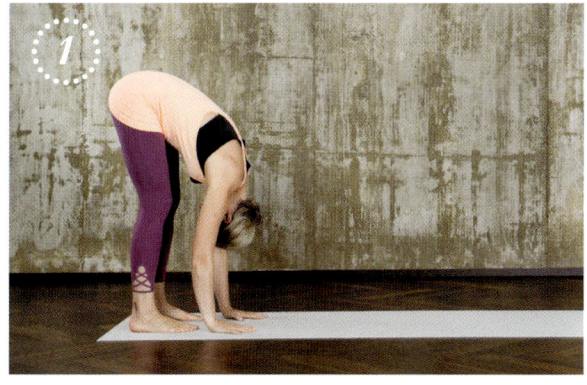
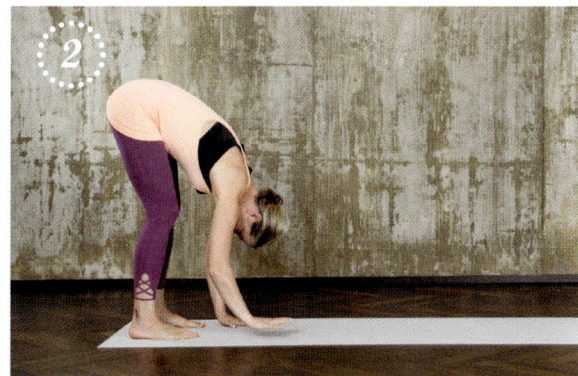
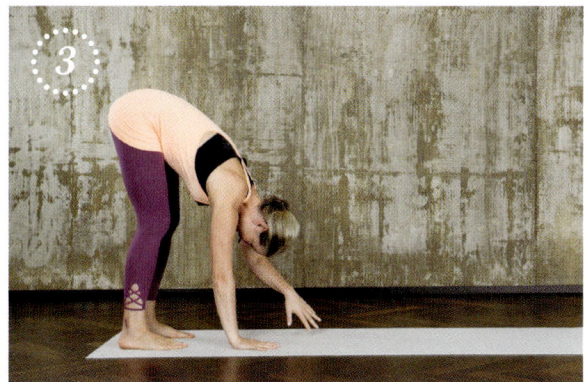
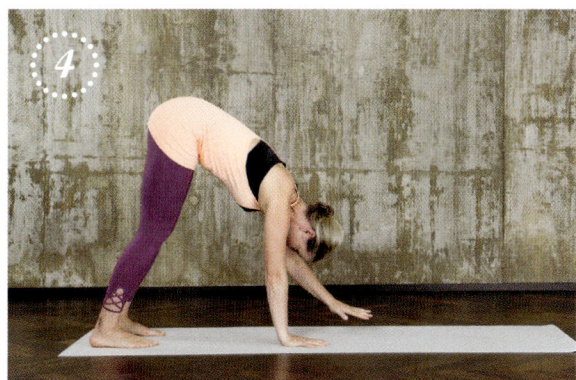
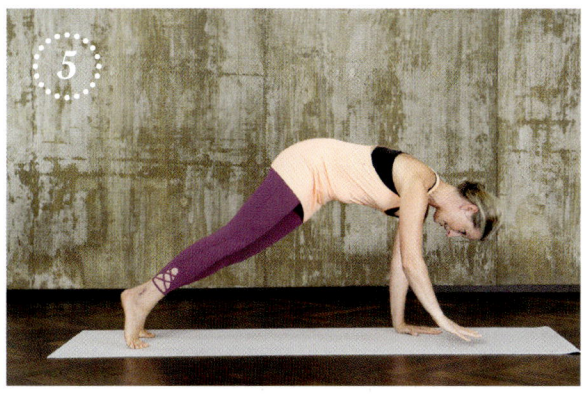
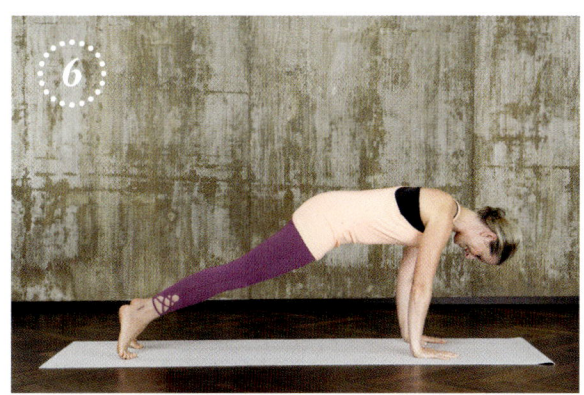
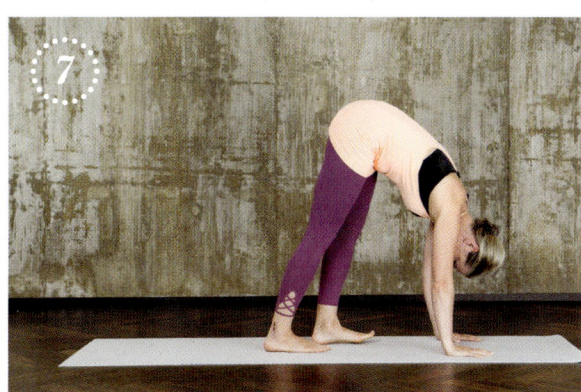
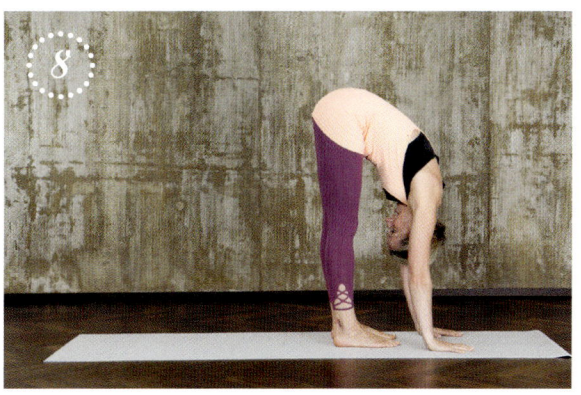

DYNAMISCHE FASZIEN-ARBEIT

Dynamische Faszien-Arbeit
ZAPPELPHILIPP

Wenn Sie möchten, drehen Sie jetzt einfach Ihre Lieblingsmusik auf: Rock, Pop, Metal, deutsch, englisch – egal! Ihre Freude! Ihr Geschmack! Ihre Lautstärke! Ihr Nachbar ...

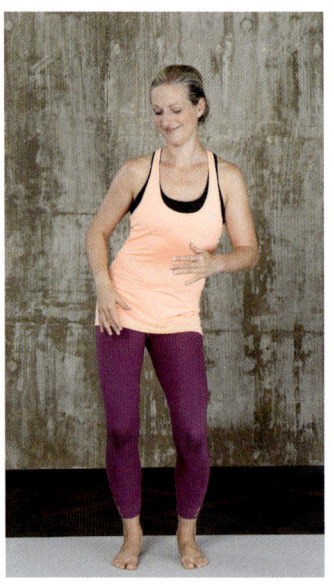
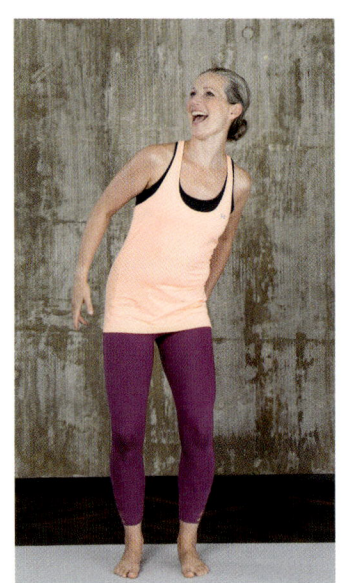

- In der Musik geht es ja selten direkt mit vollem Karacho los. Nutzen Sie das Intro auch dazu, sich warmzuhüpfen. Hüpfen Sie leicht auf und ab. Ihr Vorfuß (Ballen) berührt den Boden nur kurz, um gleich wieder abzufedern.
- Das geht mit beiden Füßen gleichzeitig oder abwechselnd. Stellen Sie sich dabei eine Katze bei der Landung oder einen Ninja vor: Beide bewegen sich so sanft und geräuschlos, dass man sie nicht hören kann.
- Und dann schütteln Sie alles von sich ab, was Ihnen auf dem Herzen liegt!
- Setzen Sie jetzt alles in Bewegung, was Sie haben. Federn und hüpfen Sie! Schütteln Sie Ihre Hände! Schwingen Sie Ihre Arme! Lassen Sie alles los! Tanzen Sie! Yippiiieh!

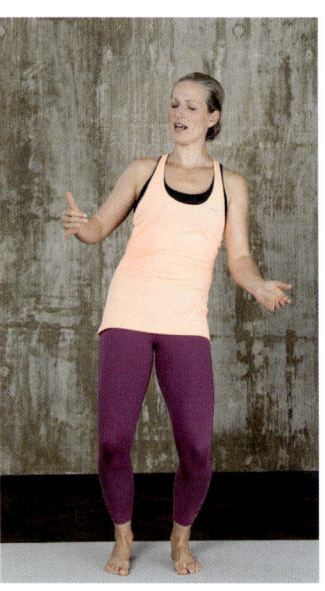
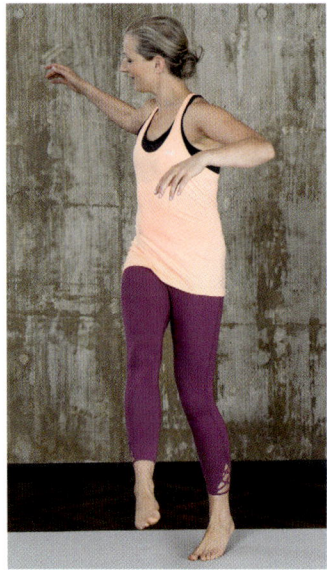

TIPP

Ich zapple ganz gern ab zu: „Schüttel deinen Speck!" von Peter Fox oder zu „Can't stop!" von Red Hot Chili Peppers. Manchmal bietet sich auch instrumentale House-Musik super an, um den Kopf freizubekommen, vor allem frei von Worten!

Entspannungsposen
DIE KINDSHALTUNG
Balasana

Mit dieser Entspannungspose werden Sie wieder Kind. Üben Sie mit dieser Geste Geduld und Nachsicht mit sich.

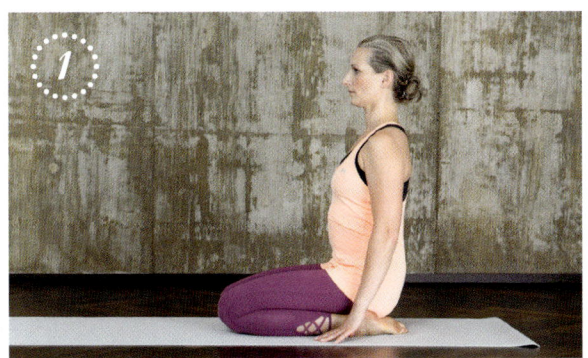

- Kommen Sie in den Fersensitz. (Bild 1)
- Beugen Sie sich nun nach vorn und lassen Sie den Bauch auf die Oberschenkel sinken.
- Bilden Sie mit den Händen einen Fäusteturm und legen Sie Ihre Stirn darauf ab. Schließen Sie die Augen. (Bild 2)
- Ziehen Sie sich in dieser Position ganz in sich zurück.
- Atmen Sie ganz ruhig.
- Wenn Sie so weit sind, kommen Sie langsam wieder nach oben, zurück in den Fersensitz, zum Beispiel mit einem bewussten Ausatmen.
- Wenn Sie die Hände rechts und links neben Ihre Füße bringen, können auch die Schultern schön entspannen. In diesem Fall legen Sie die Stirn direkt auf dem Boden ab. (Bild 3)

RELAX-FAKTOREN

Hier kommen Sie gut bei sich an. Sie können in dieser Haltung neuen Mut schöpfen, indem Sie sich zum Beispiel positive Erfahrungen bewusst machen.

Zudem dehnt Balasana auch Ihre gesamte Körperrückseite, Fußrücken und Fußgelenke.

Entspannungsposen
DIE TOTENHALTUNG
Shavasana

Diese Haltung beendet eine klassische Yoga-Stunde. Ohne Shavasana kann sich die Energie, das durch die Yoga-Praxis aktivierte Prana, nicht verteilen. Sie dient der puren Entspannung.

- Ausgangsposition ist die Rückenlage. Arme und Beine sind locker abgelegt. (Bild 1)
- Lassen Sie Ihren Atem fließen, so wie er eben fließt und fließen will.
- Stellen Sie Ihre Füße auf und versuchen Sie, den unteren Rücken dabei so lang wie möglich zu machen. (Bild 2)
- Heben Sie den Po und legen Sie ihn so nah wie möglich an den Füßen ab.
- Nun strecken Sie die Beine wieder aus und legen sie ab. Der Abstand zwischen den Beinen fühlt sich angenehm für Sie an.
- Heben Sie jetzt erst ein Bein und dann das andere vom Boden und ziehen Sie zuerst das eine, dann das andere Bein lang in Richtung Ferse.
- Nun entspannen Sie Ihre Füße und lassen Sie die Zehen links und rechts nach außen fallen.
- Aktivieren Sie Ihre Schulterblätter und ziehen Sie sie auf dem Boden zueinander. Öffnen Sie so die Brust.
- Danach entspannen Sie den Schulterbereich.
- Aktivieren Sie Ihre Arme und strecken Sie sie Richtung Füße aus.
- Legen sie die Arme dann mit den Handflächen nach oben so neben Ihrem Körper ab, dass Luft an ihre Achseln kommen kann.
- Drehen Sie nun Ihren Kopf einige Male sanft von links nach rechts und von rechts nach links (Bild 3). Dann pendeln Sie sich in der Mitte ein.
- Ihre gesamte Wirbelsäule bildet nun eine Linie.
- Ziehen Sie nun Ihr Kinn ein bisschen näher an Ihren Brustkorb, damit der Nacken lang wird. (Bild 4)
- Nun beginnt das eigentliche Shavasana, die Tiefenentspannung.

Hinweis:

Wie lang Shavasana praktiziert wird, ist abhängig vom Yoga-Stil und vom Yoga-Lehrer. Am Ende einer langen Yang-Yoga-orientierten Sequenz empfehle ich Ihnen, sich Shavasana mindestens zehn Minuten zu gönnen. Nach einer Yin-Yoga-orientierten Stunde genügen fünf Minuten.

Falls Ihnen das Nichtstun schwerfällt, hilft Ihnen vielleicht eine Traumreise, um in die Tiefenentspannung zu gelangen. Wenn ich mich in diese Position begebe, stellt sich mittlerweile allein dadurch, dass ich weiß, dass ich nun entspannen darf, Entspannung ein. Probieren Sie das. Vielleicht können Sie diese Erfahrung im Laufe Ihrer Übungspraxis teilen.

RELAX-FAKTOREN

Besonders nach der Yoga-Praxis werden Stresshormone abgebaut, das Immunsystem gestärkt, Heilprozesse gefördert sowie mentale Stärke und Ruhe wiederhergestellt.

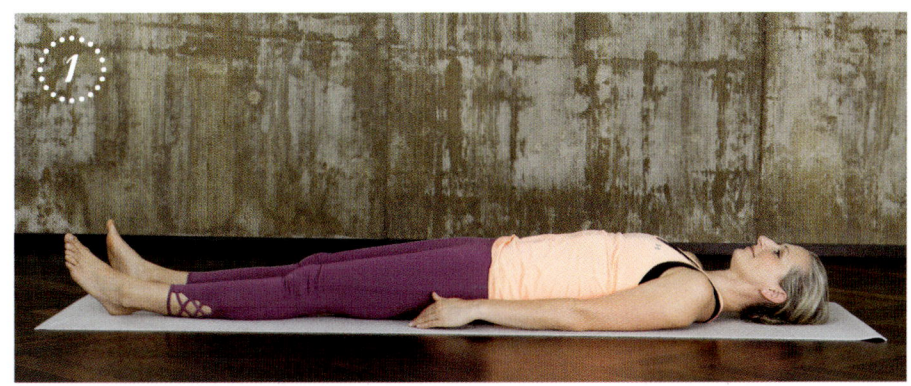

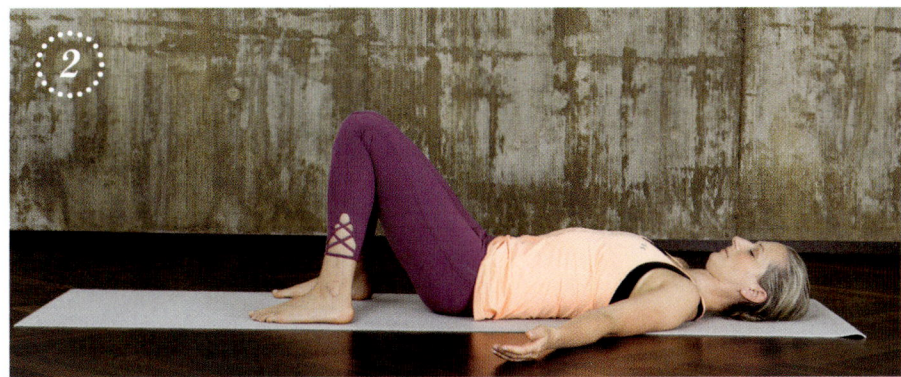

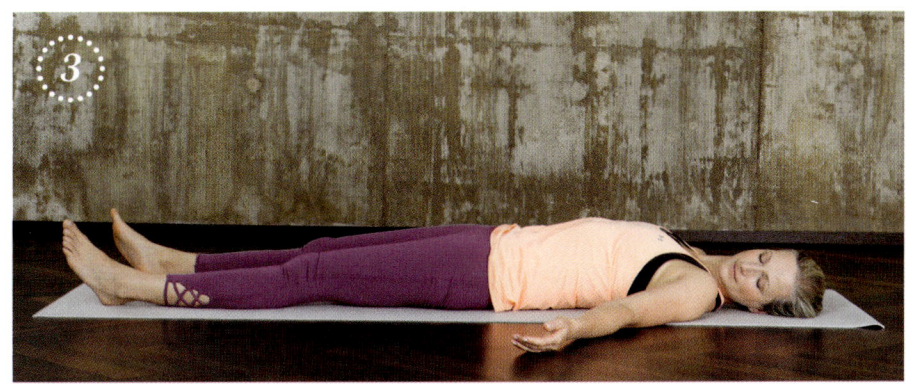

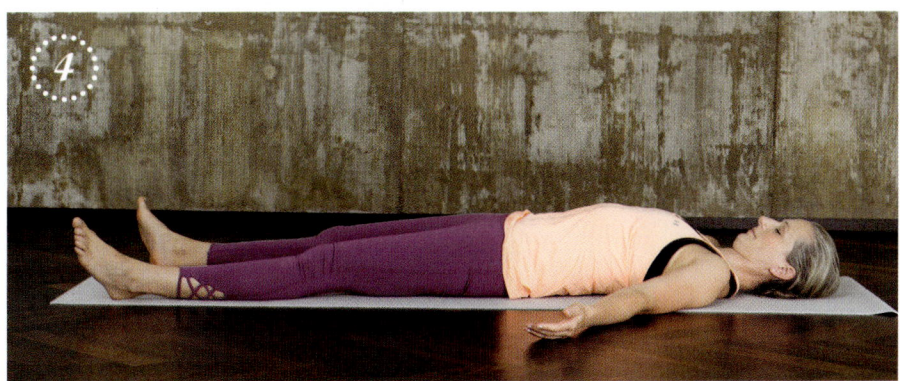

ENTSPANNUNGSPOSEN 93

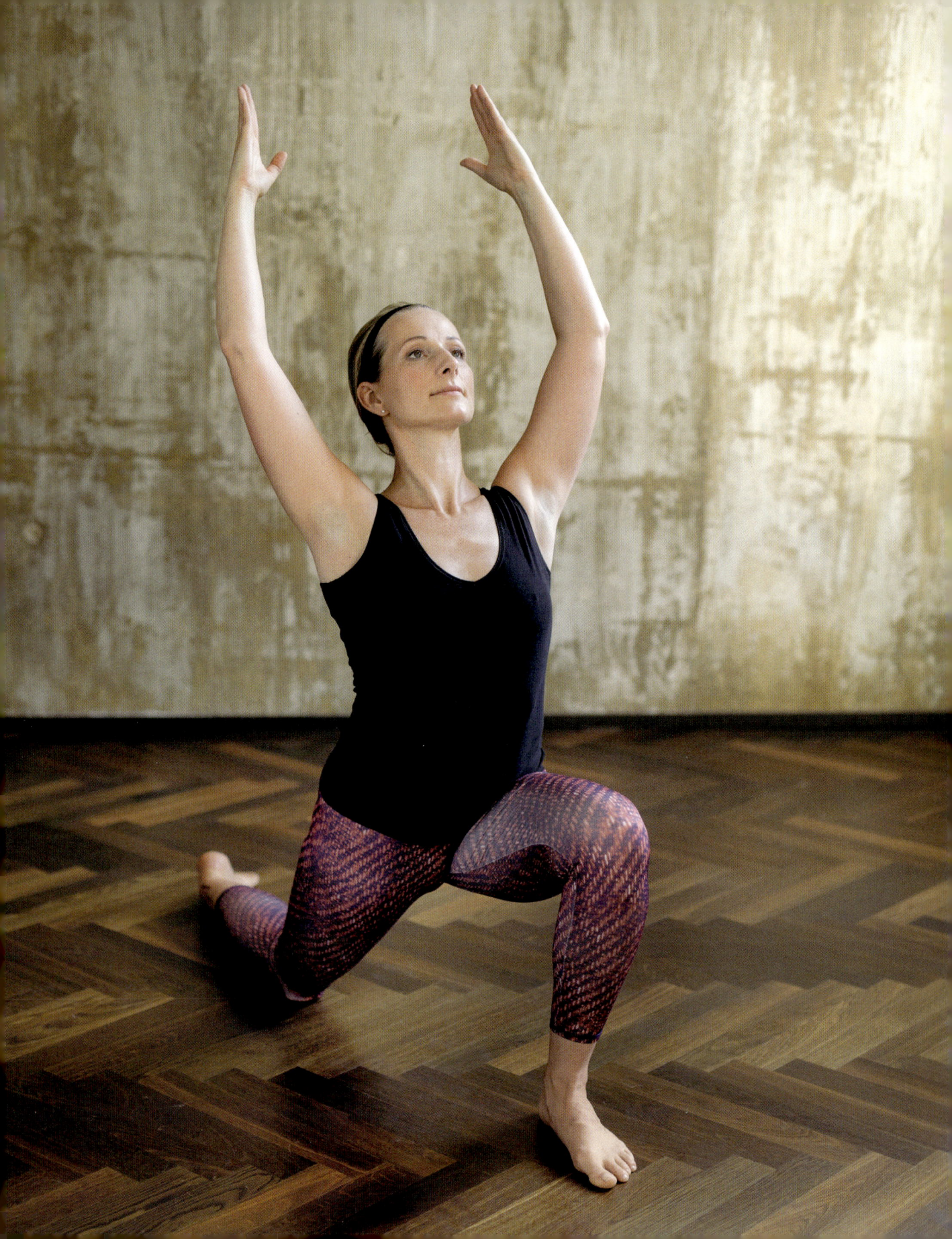

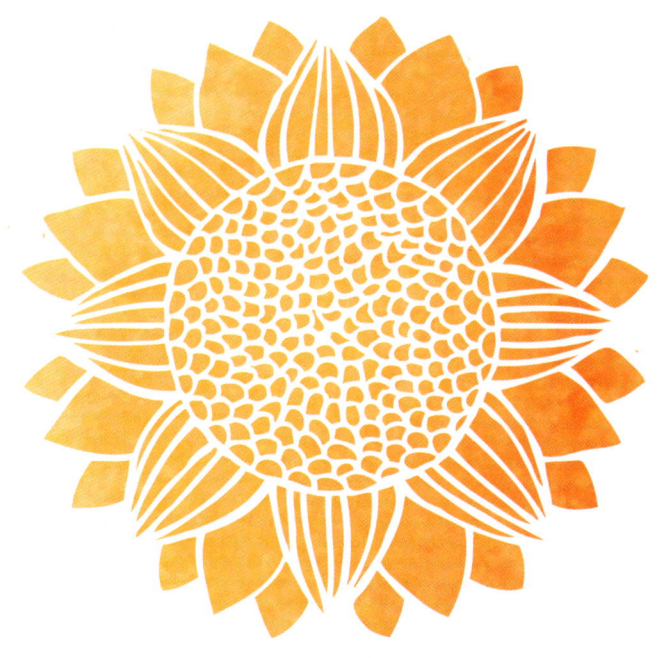

YANG-ORIENTIERTES YOGA

Muskelkraft und Flexibilität

Der Yoga-Anwalt trägt jetzt Hitze in seinem Koffer! Das nun folgende Yang-orientierte Yoga kann Sie – neben einer Verbesserung der Gleichgewichtswahrnehmung, der räumlichen Orientierungsfähigkeit und der Flexibilität – in Ihre Muskelkraft führen. Denn bei aller Bedeutung, die den Faszien gerade zuteil wird, muss dennoch klar gesagt werden: Körperkraft ist ebenso wichtig, um gesund und stark durchs Leben zu gehen. Die Muskulatur muss stark sein, damit der Mensch gesund ist und gesund bleibt. Die Fachliteratur geht davon aus, dass Krafttraining nicht nur die Muskulatur, sondern auch Knochen, Kapseln, Bänder, Sehnen, Knorpel sowie das Herz-Kreislauf-System, das Nervensystem, den Stoffwechsel und den Hormonhaushalt positiv beeinflussen kann. Wie gesagt: Alles hängt zusammen. Nichts – auch kein Muskel – steht allein für sich.

DIE BEDEUTUNG DER MUSKULATUR

Eine wichtige Aufgabe der Muskulatur ist es, uns in Balance zu halten. Aber auch für Ihr Gesamtbefinden hat die Muskulatur eine große Bedeutung. Wenn Sie Rückenschmerzen haben, wird Sie das stressen. Wenn sich Ihre Kraft in Rumpf und Rücken verbessert, geht der Schmerz zurück und der Rücken wird wieder beweglicher. Eine gut ausgebildete Muskulatur schützt auch Ihre Gelenke und Ihre Wirbelsäule. Um Ihre Muskulatur zu kräftigen, können Sie verschiedene Sportarten betreiben oder regelmäßig zum Training ins Fitnessstudio gehen. Wie Sie für sich Sorge tragen, um gesund zu bleiben oder zu werden, ist Ihre Sache. Und ich finde, es ist zugleich auch Ihre Verantwortung herauszufinden, welcher Weg für Sie der richtige ist.

Aber falls Sie nicht (nur) ins Fitnessstudio gehen möchten, sondern glauben, dass Sie auch mit Yoga

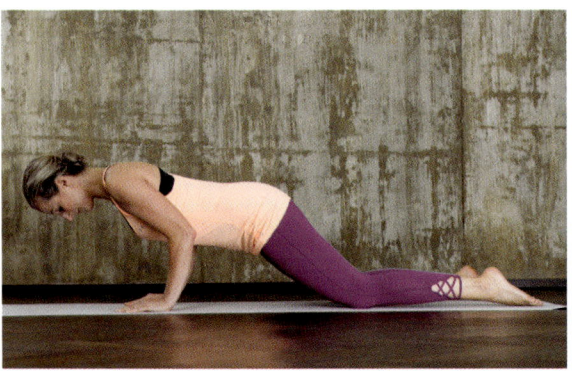

Ihre Muskelkraft verbessern können, liege ich ganz auf Ihrer Wellenlänge. Das Schöne am Yoga ist, dass die Muskulatur und die sie umgebenden Körperstrukturen nicht nur bewegt und gestärkt, sondern gleichzeitig auch gedehnt werden – sozusagen ein Trainingsumfang „all inclusive". Laut Fachliteratur führen bereits Dehnübungen zur Freisetzung von Endorphinen, haben Sie das gewusst? Endorphine sind vom Körper selbst produzierte Morphine. Umgangssprachlich werden sie auch Glückshormone genannt. Endorphine beeinflussen nicht nur unsere Schmerzempfindung, sondern auch das Hungergefühl, die Produktion von Sexualhormonen und nicht zuletzt unsere Stimmung. Sogar zwischen Ihrem Wie-WIE, also dem wie Sie denken, und der Endorphinausschüttung wird eine Verbindung vermutet. Also: Ob Sie durch den Wald rennen, wild tanzen, einen intensiven Group-Fitness-Kurs oder eine Yang-orientierte Yoga-Stunde absolvieren – anschließend wird Ihr Körper Endorphine ausschütten und dies Ihr Wohlbefinden deutlich steigern!

SŪRYA NAMASKAR – DER SONNENGRUSS

Der Sonnengruß ist bis heute fester Bestandteil im Tagesablauf der indischen Bevölkerung. Man heißt damit in einer langen spirituellen Tradition die Sonne willkommen. Neben der Grußformel „Namaskar" verkörpert der Sanskrit-Begriff „Sūrya" die Morgen- und Abendsonne.

Je nach Yoga-Lehre wird der Sonnengruß – den es übrigens in sehr vielen unterschiedlichen Varianten gibt – auch häufig zum Auftakt der Yoga-Stunde, also zum Aufwärmen absolviert. Ich persönlich finde, dass ein Sonnengruß „aus dem Stand" recht herausfordernd sein kann. Daher verstehe ich ihn hier an dieser Stelle eher als Ziel für einen längeren Übungszeitraum, gerade für Yoga-Anfänger. Vielleicht entscheiden Sie später für sich, den Sonnengruß tatsächlich auch zum Aufwärmen in Ihrer weiteren Yoga-Praxis verwenden, wogegen auch nichts spricht. Ich empfehle Ihnen aber, vorher einige der Mobilisationsübungen und Pranayama zu üben. In Verbindung damit können Sie den Sonnengruß zum Beispiel prima morgens nutzen, um Ihren Kreislauf in Schwung zu bringen, oder auch, wenn Sie tagsüber für Ausgeglichenheit sorgen möchten.

Die Sonne willkommen heißen: aktiv entspannen

Der Sonnengruß wird auf den folgenden Seiten zunächst in seine einzelnen Bestandteile „zerlegt", denn die Einzelübungen sind auch für sich stehende Asanas. Als solche Einzelübungen werden sie zunächst ausführlich beschrieben. Später finden sie sich in einer Übungsfolge, dem Flow, zusammen. Zu jeder Einzelübung des Sonnengrußes werden auch die „Relax-Faktoren" aufgeführt, die das jeweilige Asana beinhaltet. Grundsätzliche Relax-Faktoren des gesamten Sonnengrußes sind: Meditation durch Atem und Bewegungen im Flow und die Stärkung des Selbstvertrauens.

> **IN DEN FLOW KOMMEN**
>
> In bestimmten Yoga-Stilen geht es vor allem darum, Atmung und Bewegung in Einklang zu bringen. Diese Synchronisation von Atmung und Bewegungsabläufen kann bereits Mediation sein.

MUSKELKRAFT UND FLEXIBILITÄT

1. GEBETSHALTUNG
Samasthiti

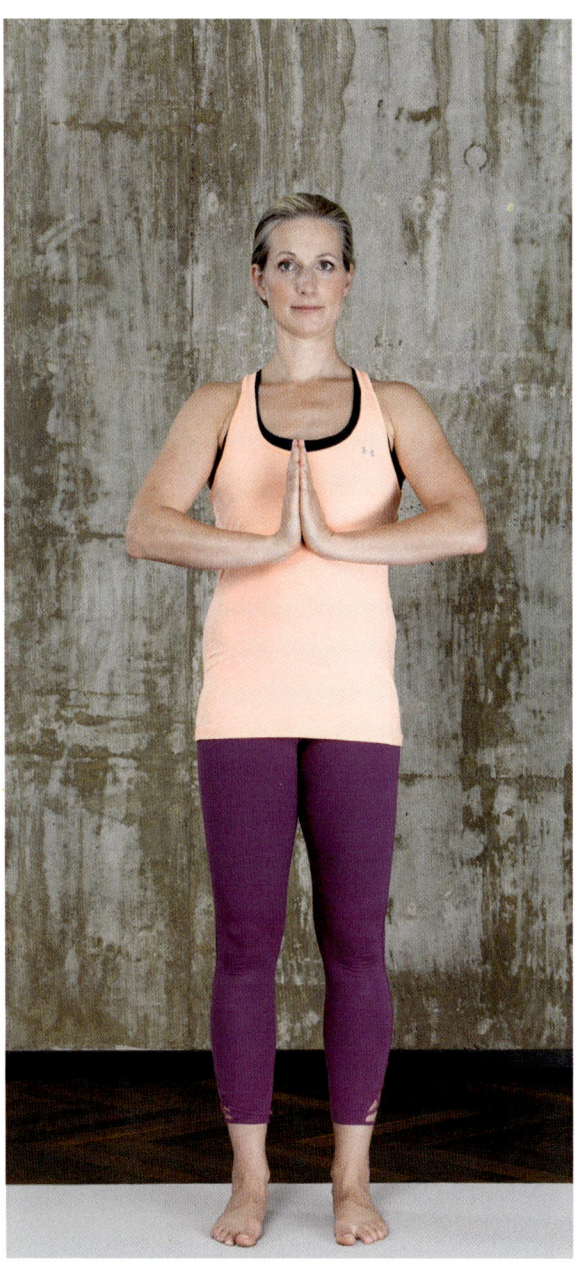

- Stellen Sie sich an das vordere Ende Ihrer Yogamatte.
- Sie stehen aufrecht, die Beine sind hüftbreit geöffnet. Die Füße sind parallel.
- Verlagern Sie nun einige Male Ihr Gewicht vor und zurück.
- Verwurzeln Sie sich mit den Füßen in der Matte. Vielleicht zeichnen Sie innerlich noch einmal Ihr Dreieck an den drei Hauptkontaktpunkten.
- Sie spüren, wie sich Ihr Körper nach oben aufrichtet und welche Körperbestandteile in die Matte sinken.
- Sie erschaffen sich Ihr Wie-WIE.
- Wenn Sie mögen, öffnen Sie sich für ein Gefühl der Dankbarkeit.

RELAX-FAKTOREN
Ein Gefühl der Dankbarkeit

2. BERGHALTUNG
Tadasana

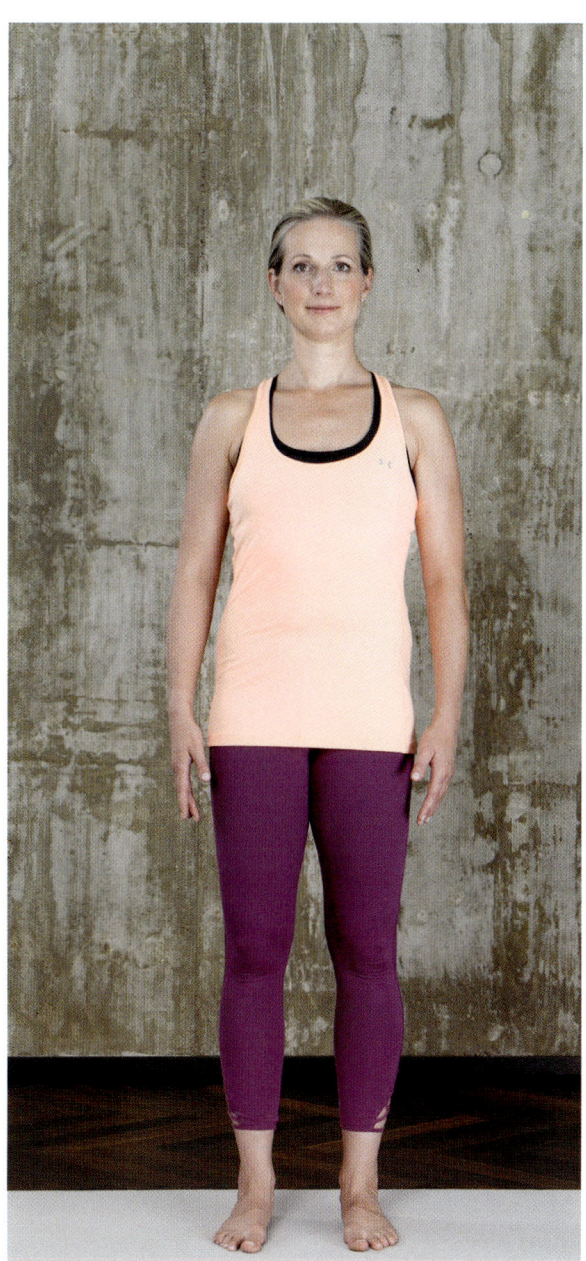

- Von der Gebetshaltung kommen Sie in die Berghaltung.
- Lassen Sie dazu die Arme nach unten sinken.
- Ihre Arme liegen an Ihrem Körper. Die Handflächen zeigen zum Körper.
- Spüren Sie die Kraft in Ihren Füßen und Beinen.
- Richten Sie sich bewusst aus Ihrem stabilen Fuß-Fundament auf.
- Nun richten Sie sich so in dieser Haltung ein, dass sich die Positionen von Becken, Wirbelsäule, Schultern und Kopf für Sie angenehm anfühlen.
- Ihr Blick ist weit und weich.
- Hier bleiben Sie. Atmen Sie ruhig und tief. So spüren Sie, wie geerdet Sie mit beiden Beinen im Leben stehen: belastbar und stabil.
- Wenn Sie mögen, sagen Sie sich innerlich: Ich ruhe in mir wie ein Berg. Unerschütterlich ruhe ich in mir.

RELAX-FAKTOREN
Ein Gefühl von Unerschütterlichkeit und innerem Halt.

3. BERGHALTUNG MIT NACH OBEN GERICHTETEN HÄNDEN

Urdhva-Hastasana-Variante

- Ausgangsposition ist die Berghaltung.
- Ihre Arme sind an den Seiten. Die Fingerspitzen streben Richtung Boden. (Bild 1)
- Atmen Sie ein.
- Strecken Sie beim Einatmen Ihre Arme zu den Seiten aus (Bild 2) und führen Sie sie nach oben über Ihren Kopf.
- Die Arme sind etwa schulterbreit geöffnet, die Hände berühren sich nicht. (Bild 3)
- Die Handflächen zeigen zueinander.
- Blicken Sie dabei – wenn es für Ihren Nacken möglich ist – Richtung Himmel. Sie können auch geradeaus schauen.
- Stellen Sie sich dabei vor, dass Sie bei dieser Geste die Weite des Universums erkennen, die so viel größer ist als die Grenze des Verstandes.
- Mit dem nächsten Ausatmen bringen Sie die Arme wieder über die Seiten (Bild 4) nach unten (Bild 5).
- Stellen Sie sich bei dieser Bewegung vor, wie Sie das unendliche Licht nach unten in Ihr Leben leiten.

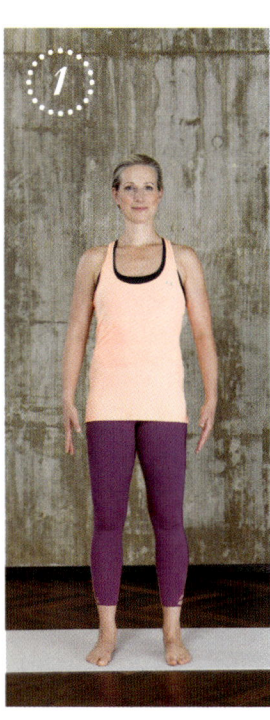
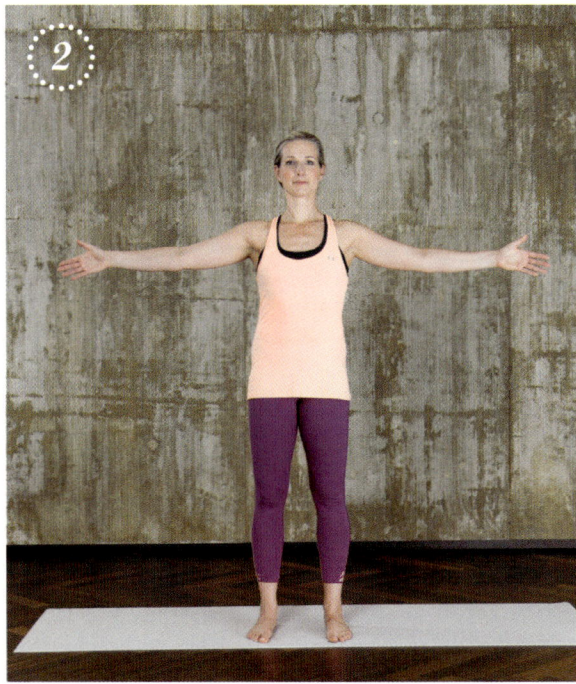
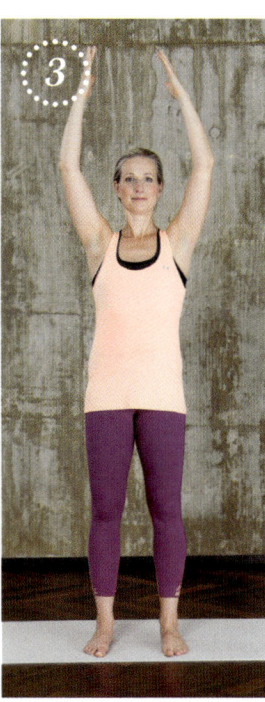

> **RELAX-FAKTOREN**
>
> - Beruhigt den Atem.
> - Lässt ein Gefühl von Verbundenheit einkehren.
> - Lässt den Geist weit und weich werden.

- Diesen Ablauf, bei dem Sie die Arme über die Seiten nach oben in die Berghaltung mit nach oben gerichteten Händen und wieder nach unten bringen, können Sie einige Male wiederholen, am besten so lange, wie es sich für Sie stimmig anfühlt.
- Das Licht kann dabei auch die Anteile beinhalten, die Sie gerade brauchen: Es sind bestimmt auch entspannende Anteile davon im Universum dabei.

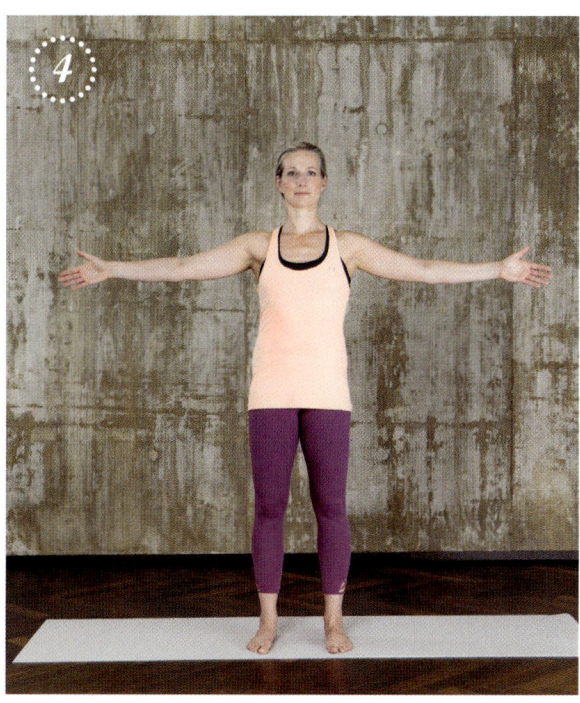

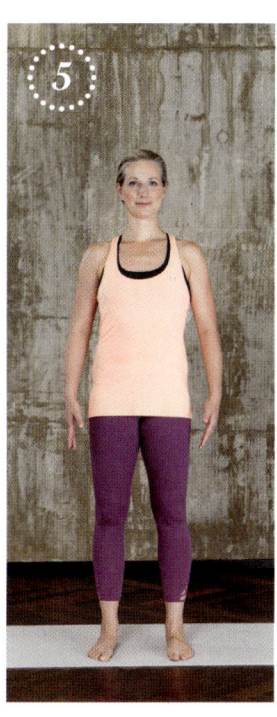

4. STEHENDE VORBEUGE
Uttanasana

- Sie stehen aufrecht. Die Beine sind hüftbreit geöffnet, die Füße parallel. (Bild 1)
- Die Arme hängen locker an den Seiten.
- Beugen Sie sich mit möglichst rundem Rücken über die Beine hinunter in Richtung Boden. (Bild 2)
- Ziehen Sie dabei nicht nach. Lassen Sie sich einfach hängen. Auch Ihr Nacken hängt!
- Sie spüren eine Dehnung entlang der Wirbelsäule und in den Rückseiten Ihrer Beine.
- Sollte Ihnen die Dehnung in den Oberschenkelrückseiten zu stark sein, beugen Sie die Knie etwas.
- Finden Sie heraus, wie sich die Dehnung dann in Ihrer Lendenwirbelsäule anfühlt. Justieren Sie die Beugung und das Dehnungsgefühl in der Lendenwirbelsäule, sodass es für Sie passt.
- Sie können Ihre Hände auch an Ihren Waden oder Knöcheln ablegen. (Bild 3)
- Nach ein paar Atemzügen, maximal nach fünf Minuten, kommen Sie ausatmend Wirbel für Wirbel wieder nach oben. Zum Schluss richten Sie den Kopf auf.

RELAX-FAKTOREN
Beruhigt das Nervensystem. Sie können sich besonders gut verwurzelt fühlen.

ACHTUNG
Bei erhöhtem Augeninnendruck sollten Sie auf diese Übung verzichten und bei Bluthochdruck besonders achtsam mit sich umgehen. Bei zu niedrigem Blutdruck setzen Sie sich bitte nach dem Hängen hin, statt sich aufzurollen.

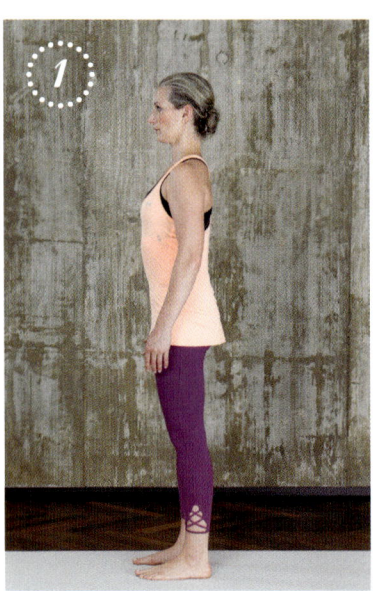
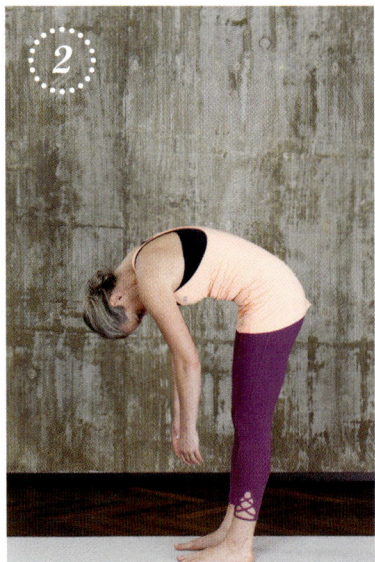
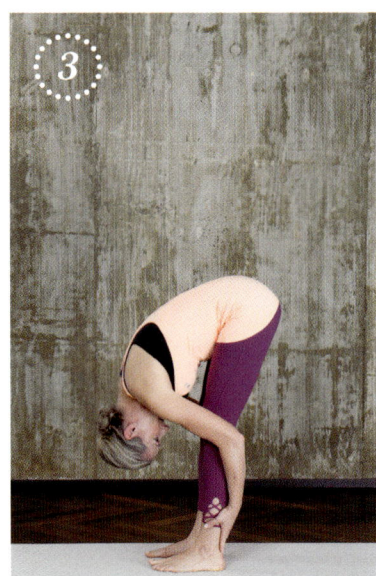

5. Tisch-Variante
Ardha Purvottanasana

- Ausgangsposition ist die stehende Vorbeuge. (Bild 1)
- Nun stellen Sie sich vor, dass Sie mit Ihrem Rücken einen starken Tisch bilden möchten und dabei zwischen zwei Wänden stehen.
- Atmen Sie ein.
- Ziehen Sie dabei Ihr Steißbein nach hinten in Richtung hinterer Wand und heben Ihren Rücken an. Ihr Rücken ist ganz gerade. (Bild 2)
- Ihr Kopf strebt dagegen zur Wand vor Ihnen.
- Der Kopf befindet sich in der Verlängerung der Wirbelsäule, sodass Ihr Blick nach unten gerichtet ist.
- Legen Sie die Hände auf den Oberschenkeln ab.
- Spüren Sie die Kraft in Ihrem Rücken.
- In dieser Position bleiben Sie für ein paar Atemzüge. Fühlen Sie in sich hinein, wie lange Ihnen die Stärke in Ihrem Rücken guttut.

ACHTUNG

Sie können auch gern einige Male den Tisch mit der Vorbeuge im Stand verbinden.

So oder so empfehle ich Ihnen, nach der Ausführung der Tisch-Übung für ein paar Atemzüge in die Vorbeuge zu kommen.

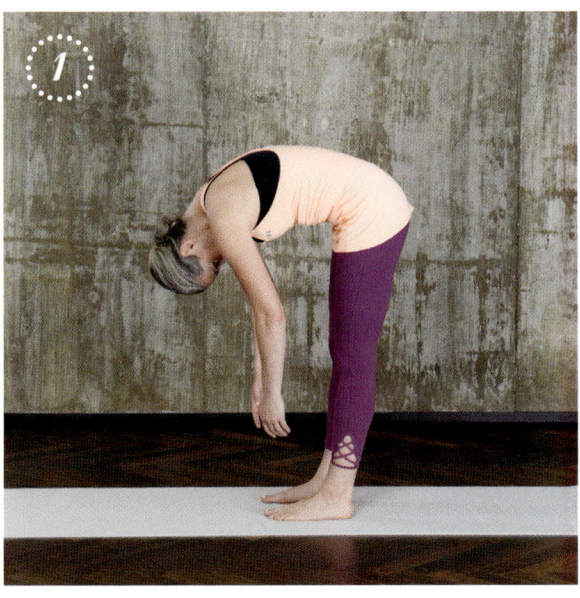

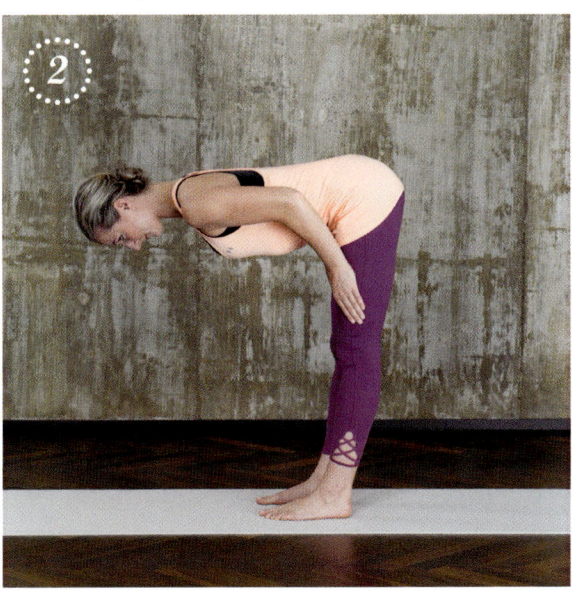

6. VORÜBUNG ZU HALBMOND (AM BODEN)

Anjaneyasana-Vorübung

- Ausgangsposition ist die Vorbeuge.
- Legen Sie Ihre Hände etwa schulterbreit vor sich ab. (Bild 1)
- Beugen Sie die Knie so weit, bis Sie die Handflächen ohne Probleme ablegen können. (Bild 2)
- Atmen Sie ein.
- Machen Sie beim Einatmen mit Ihrem linken Fuß einen großen Schritt nach hinten. (Bild 3)
- Ihr rechter Fuß ist ungefähr in Höhe der rechten Hand.
- Der Fuß ist flach auf dem Boden, die Fußsohle liegt auf.
- Führen Sie jetzt Ihr hinteres Knie nach unten zum Boden. (Bild 4)
- Legen Sie dann Ihren Unterschenkel ab. Der Fußrücken liegt auf dem Boden. (Bild 5)
- Ihre Füße befinden sich in Ihrer Hüftspur.
- Jetzt spüren Sie einmal besonders in Ihre Leisten, vor allem im linken Bereich: Ist die Dehnung in diesem Bereich annehmbar? Sonst können Sie einmal versuchen, das hintere Bein ein Stück nach vorn zu nehmen.
- Versuchen Sie jetzt, Ihren Rücken in die Länge zu ziehen, während Ihr Bauch möglichst auf Ihrem vorderen Oberschenkel liegt.
- Jetzt widmen Sie sich Ihrem hinteren Fuß: Ist es Ihnen lieber, den Fußrücken am Boden zu haben? Oder möchten Sie die Zehen dazu aufstellen? Erspüren Sie den Unterschied.
- Bleiben Sie für einige Atemzüge in dieser Position.
- Kommen Sie nun zurück in die Vorbeuge. (Bild 6)
- Wiederholen Sie die Bewegungsfolge nun mit der anderen Seite. (Bilder 7)
- Nehmen Sie die Unterschiede wahr.
- Schließen Sie direkt die nächste Übung, den Halbmond, an, siehe nächste Seite.

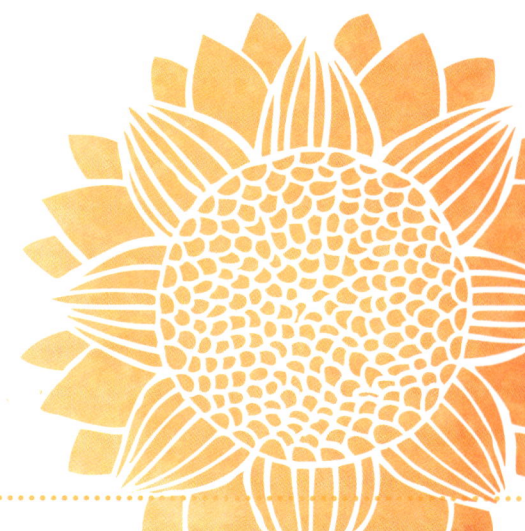

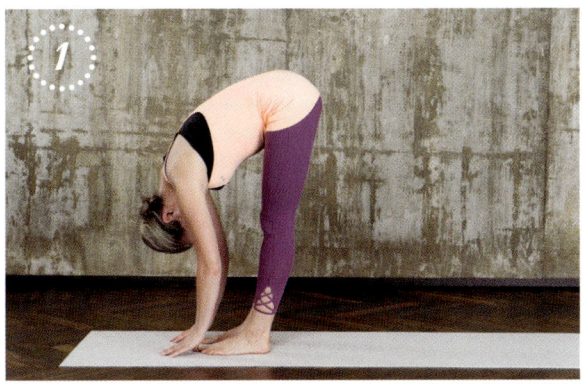
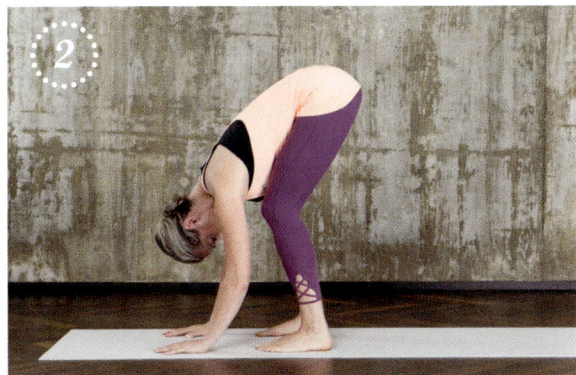
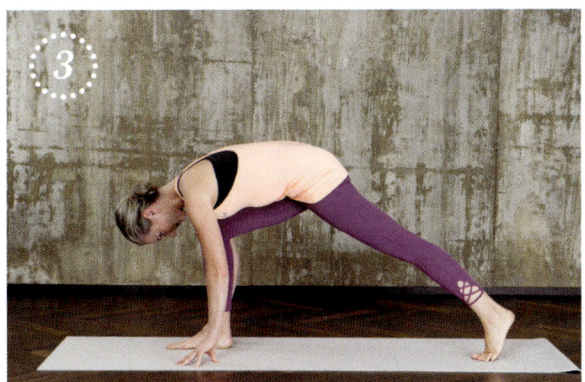
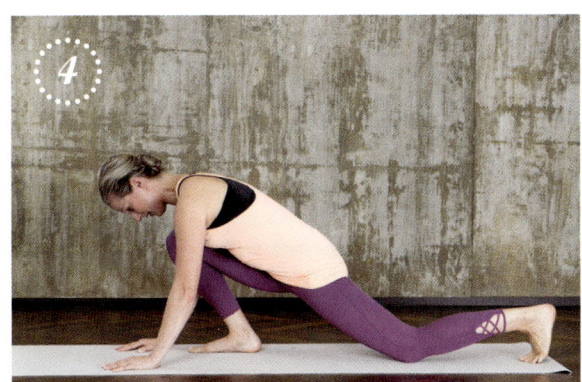
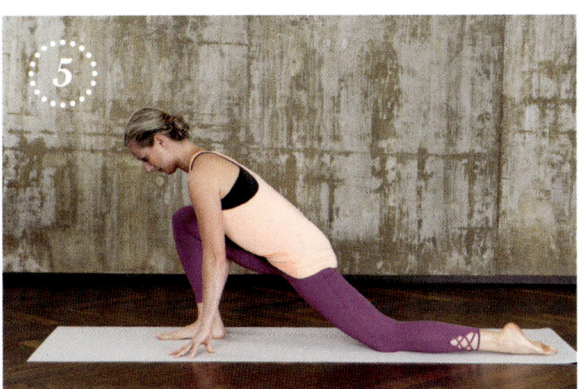
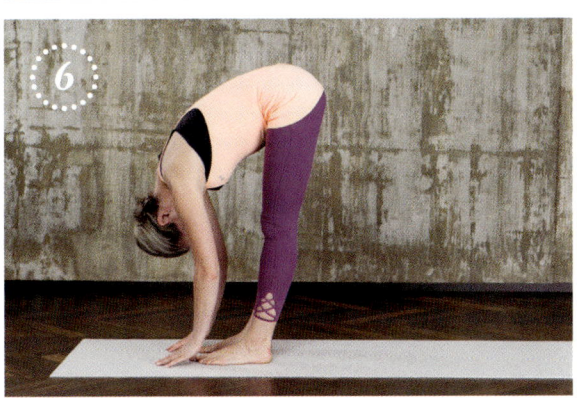
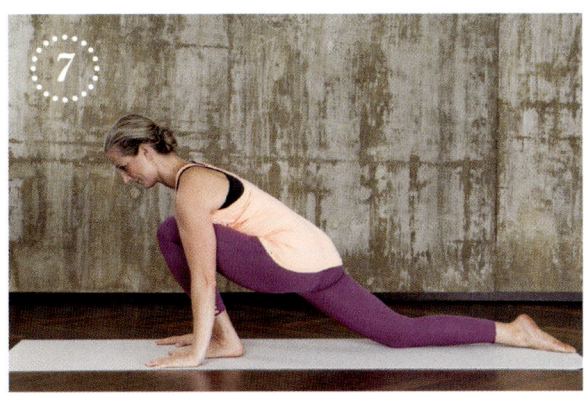

SONNENGRUSS-EINZELÜBUNGEN

7. HALBMOND (AM BODEN)
Anjaneyasana

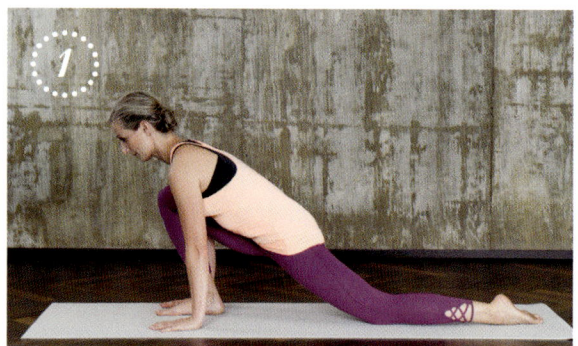

- Aus der Position der vorherigen Übung (Bild 1) heraus ziehen Sie sich nun mit der Kraft Ihres unteren Rückens heraus nach oben und richten Ihren Oberkörper auf.
- Fühlen Sie hier bitte in Ihren unteren Rücken und entscheiden Sie, wie gerade Ihr Rücken dabei werden kann. (Bild 2)
- Bringen Sie Ihre Arme über die Seiten (Bild 2) nach oben neben Ihre Ohren. Die Handflächen zeigen dort zueinander. (Bild 3)
- Ihr Blick kann dabei gern Richtung Himmel gehen, wenn Ihr Nacken das erlaubt.
- Stellen Sie sich vor, von oben zieht jemand an Ihren Händen und Sie legen sich mit Ihrem oberen Rücken nach hinten. Wie stabil sind Sie jetzt?
- Bleiben Sie für einige Atemzüge in dieser Position.
- Wiederholen Sie die Bewegungsfolge nun mit dem anderen Bein hinten.
- Nehmen Sie Unterschiede wahr.

TIPP

Danach bietet sich sehr gut die Kindshaltung (Balasana, S. 91) als Ausgleich an. Bleiben Sie ein paar Atemzüge lang in Balasana und spüren Sie, wie sich Ihr Rücken dehnt.

8. HERABSCHAUENDER HUND
Adho Mukha Svanasana

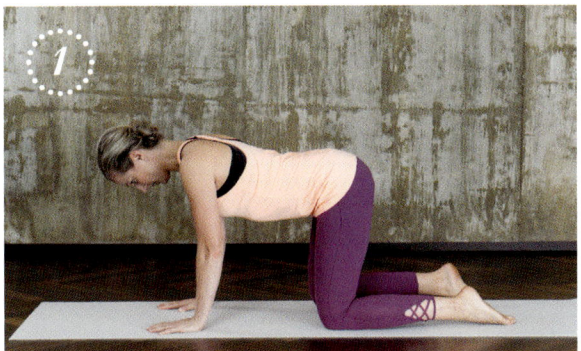

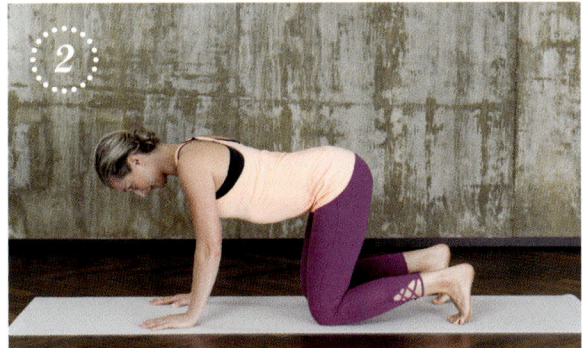

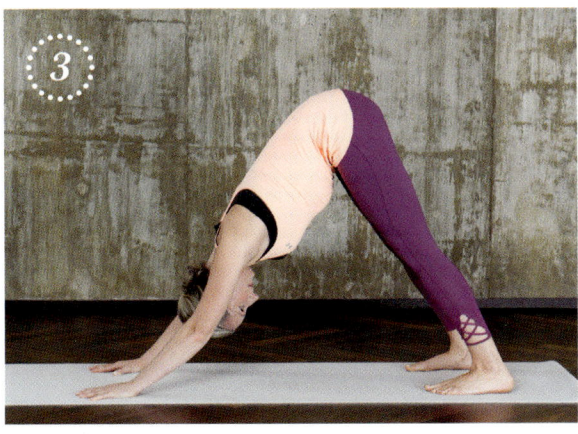

- Ausganspostion ist der Vierfüßlerstand. Ihr Blick ist nach unten gerichtet. (Bild 1)
- Die Knie sind unter den Hüften, die Hände unter den Schultern.
- Kreisen Sie nun Ihre Schultern einige Male nach hinten.
- Stellen Sie jetzt die Zehen auf. (Bild 2)
- Atmen Sie ein und kreisen Sie die Schultern nach hinten unten.
- Beim Ausatmen schieben Sie Ihre Sitzbeinhöcker Richtung Himmel, strecken Sie die Beine und schieben Sie Ihr Becken nach oben. Die Hände bleiben am Boden. (Bild 3)
- Die Fußsohlen sind nun am Boden.
- Der obere Rücken, die Schultern und die Arme halten diese Position ganz kraftvoll, während der Nacken ganz locker ist. Sie könnten jederzeit Ja-Nicken oder sanft Nein-Schütteln.
- Spüren Sie vor allem die Länge und Kraft im Rücken.
- Wenn Sie merken, dass die Dehnung in den Beinrückseiten so stark ist, dass es den Rücken belastet, beugen Sie die Knie. Der Po bleibt dabei jedoch oben.
- Bleiben Sie für einige Atemzüge in dieser Position.
- Wenn Sie die Position abschließen möchten, kommen Sie auf die Knie, zurück in den Vierfüßlerstand.
- Nach dem Halbmond können Sie sich für einige Atemzüge in Balasana (S. 91) begeben. Spüren Sie die Dehnung im Rücken.

9. PLANKE/STÜTZ
Phalakasana

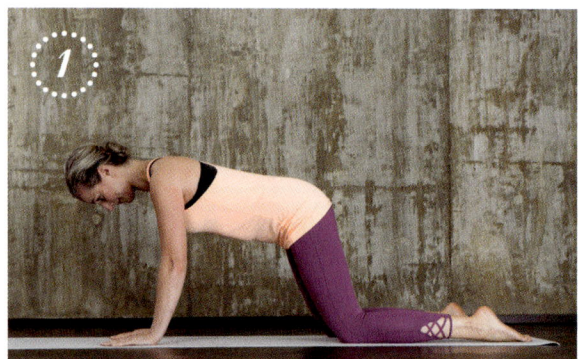

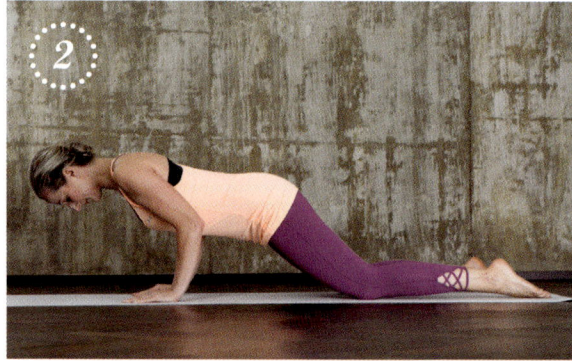

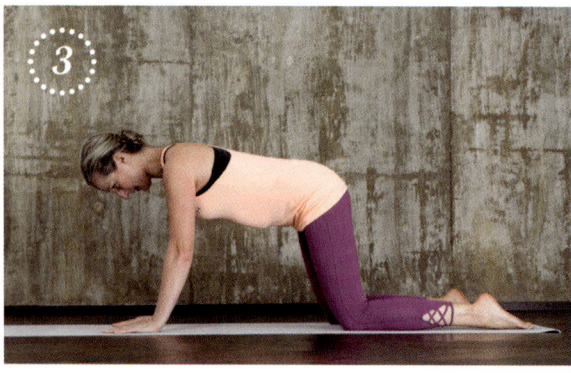

- Sie befinden sich im Vierfüßlerstand (Bidalasana) in der Mitte der Matte. (Bild 1)
- Kreisen Sie die Schultern in dieser Position einige Male von vorn über die Mitte nach hinten unten.
- Ihr Blick ist nach unten gerichtet.
- Die Knie sind ungefähr unter den Hüften, die Hände unter den Schultern.
- Atmen Sie ein und kreisen Sie die Schultern nach hinten unten.
- Beim Ausatmen bringen Sie Ihre Füße nun hintereinander nach hinten und stellen Sie die Zehen auf.
- Versuchen Sie, den Rumpf dabei in eine Linie mit den Beinen zu bringen. Der Po ist also nicht oben (wie beim Herabschauenden Hund), sondern parallel zum Boden. (Bild 2)
- Die Schlüsselbeine ziehen auseinander. Die Schultern sind kraftvoll nach hinten unten gezogen und weg von den Ohren.
- Spüren Sie, wie Bauch- und Rückenmuskulatur nun arbeiten, um nicht der Schwerkraft nachzugeben.
- Achten Sie bitte besonders darauf, dass Ihr Becken dabei nicht „durchhängt".
- Bleiben Sie für einige Atemzüge in dieser Position.
- Wenn Sie die Position abschließen möchten, kommen Sie auf die Knie, zurück in den Vierfüßlerstand. (Bild 3)

10. Tiefe Planke im Vierfüßler
Chaturanga Dandasana, Bidalasana

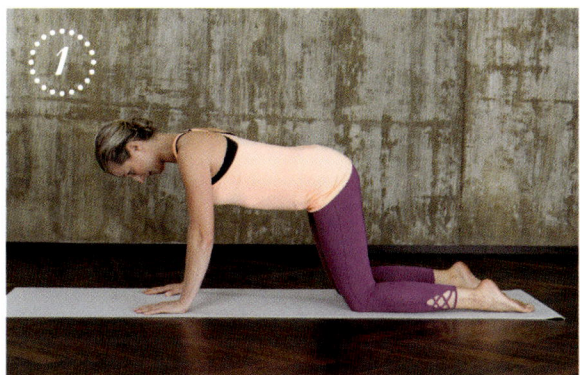

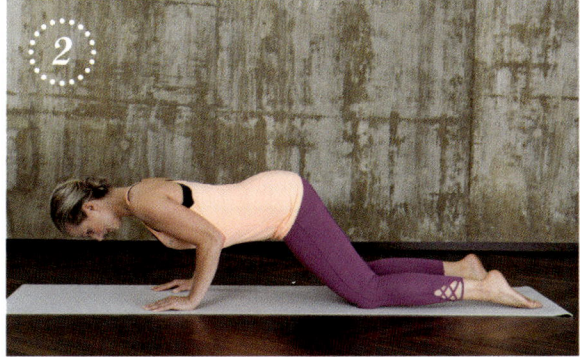

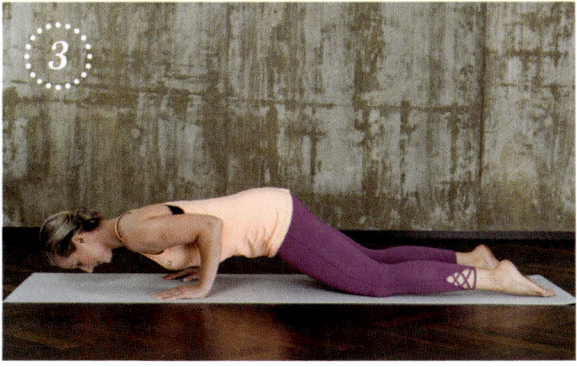

- Sie befinden sich im Vierfüßlerstand (Bidalasana) in der Mitte der Matte. (Bild 1)
- Kreisen Sie die Schultern in dieser Position einige Male von vorn über die Mitte nach hinten unten.
- Ihr Blick ist nach unten gerichtet.
- Die Knie sind ungefähr unter den Hüften, die Hände unter den Schultern.
- Atmen Sie ein und kreisen Sie die Schultern nach hinten unten. Verlagern Sie dabei Ihr Gewicht etwas nach vorn, über die Handgelenke. Ziehen Sie Ihre Schlüsselbeine ein wenig auseinander. (Bild 2)
- Wie bei der Planke gestalten Sie Ihre Körpermitte ganz kraftvoll.
- Atmen Sie aus und beugen Sie dabei Ihre Ellenbogen, wie bei einem Mini-Liegestütz.
- Nach ein paar Wiederholungen können Sie die Beugung größer werden lassen.
- Versuchen Sie dann ein paar Atemzüge so tief unten zu bleiben, dass Sie Ihre Kraftgrenze spüren. Ihr Atem sollte immer noch mühelos gehen. (Bild 3)
- Werfen Sie einen Blick nach innen. Was sagt Ihnen Ihr Wie-WIE gerade? Und was für ein Spiel spielen Ihre Mundwinkel in dieser Position?

11. HEUSCHRECKE
Salabhasana

- Sie befinden sich in der Bauchlage. Die Stirn berührt den Boden. (Bild 1)
- Die Arme liegen eng am Körper ausgetreckt, die Handflächen liegen am Boden. (Bild 1)
- Atmen Sie ein und kommen Sie dabei mit dem Oberkörper nach oben. Die Arme können Sie anheben. (Bild 2)
- Ausatmend senken Sie Ihren Kopf wieder ab.
- Wiederholen Sie diese Abfolge. Und denken Sie daran: Ihr Atem führt, die Bewegung folgt.
- Wenn Sie das einige Male wiederholt haben, kehren Sie zurück in die Bauchlage.
- Mit der Stirn und dem Oberkörper am Boden können Sie nun versuchen, einatmend das gestreckte rechte Bein abzuheben. Dann senken Sie es ausatmend.
- Beim nächsten Einatmen heben Sie das gestreckte linke Bein vom Boden. Und senken es ausatmend.
- Wiederholen Sie diese Abfolge einige Male.
- Nach einigen Wiederholungen können Sie einmal ausprobieren, wie es sich anfühlt, wenn Sie nun einatmend sowohl den Oberkörper wie oben beschrieben zusammen mit beiden Beinen vom Boden abheben. (Bild 3) Vielleicht gelingt Ihnen das für ein, zwei ruhige Atemzüge?
- Schieben Sie sich anschließen wieder in Balasana. Und bleiben hier für einige Atemzüge.

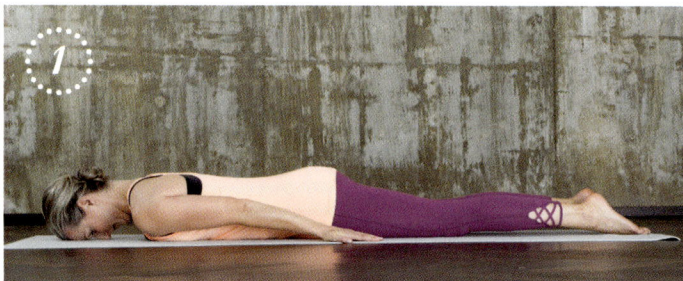

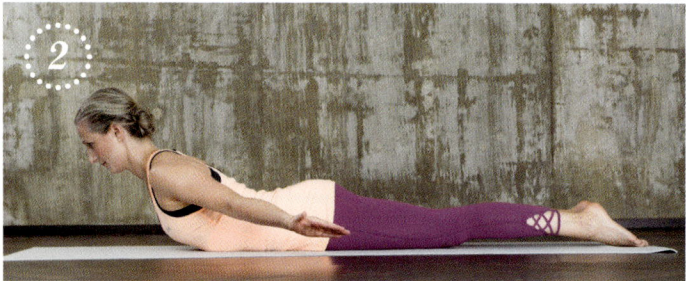

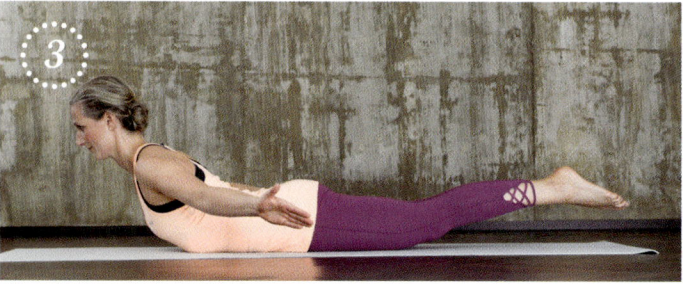

Sonnengruß-Sequenz als Yang-orientierte Yoga-Praxis

Wenn Sie in das Gefühl des Flows, der Synchronisierung von Atem und Bewegung spüren möchten, empfehle ich Ihnen, die vorangehenden Einzelübungen als Sequenz auszuführen. Sie haben dabei die Gelegenheit, eine Meditationserfahrung zu machen. Starten Sie in die kraftvollen Bewegungen, spüren Sie die Wärme und Hitze in Ihnen und stärken Sie Ihr Selbstvertrauen!

Wenn Sie spüren, dass Sie das „richtige" Atmen zu Beginn stresst, konzentrieren Sie sich auf die Reihenfolge und die Übungsausführung. Stellen Sie sich im Geiste vor, welche Übungen Sie machen werden. Wenn Sie einige Male ohne bewusstes Atmen (quasi „trocken") geübt haben, spannen Sie dann unbedingt Ihren Atem wieder vor den Karren und lassen ihn führen. Es wäre doch schade, wenn Ihnen das Gefühl, sich mit allem verbunden zu fühlen, entgehen würde, oder?

Wiederholen Sie den Flow, sooft Sie mögen. Bitte achten Sie darauf, dass Sie rechte und linke Körperseite gleich oft berücksichtigen. Es dauert einige Zeit, bis Sie die Übungsabfolge verinnerlicht haben und Sie den Sonnengruß – weitestgehend ohne zu denken – ausführen können. Lassen Sie sich Zeit. Und versuchen Sie die Übergänge so fließend wie möglich zu gestalten. Manchmal sind dabei, gerade am Anfang, mehrere kleine Schritte anstelle eines großen Schrittes sinnvoller.

Ihr Atem wird vor allem bei den Haltepositionen wie der Planke kraftvoll, dabei zugleich trotzdem möglichst mühelos gehen – auch wenn das zunächst leichter geschrieben als getan ist. Natürlich sind zwischen den Asanas auch mehrere Zwischenatmer „erlaubt", bevor Sie von einer Übung in die nächste gleiten. Sie sind Ihr Yoga-Meister, Sie entscheiden, was richtig ist. Gehen Sie achtsam mit sich um. Alles Neue braucht ein bisschen Erfahrung.

Aber glauben Sie mir: Das Üben lohnt sich. Das Gefühl währenddessen und danach ist ein wahrer Schatz. Verinnerlichen Sie dieses Gefühl, die Grenze des Verstandes überwunden zu haben und nur bei sich zu sein! Bleiben Sie dazu zum Abschluss gerne noch eine Weile in der Gebetshaltung.

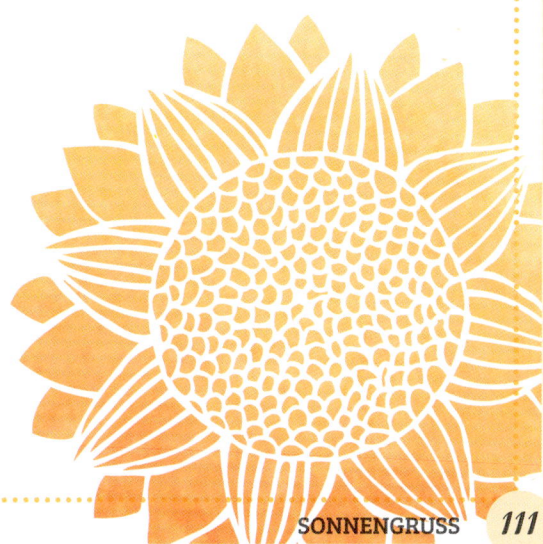

SONNENGRUß-SEQUENZ ALS

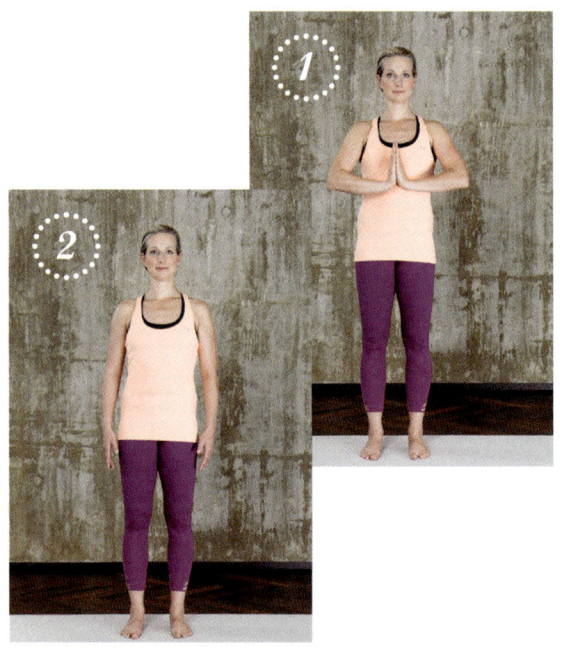

1. GEBETSHALTUNG
2. BERGHALTUNG
3. BERGHALTUNG MIT ERHOBENEN HÄNDEN
4. STEHENDE VORBEUGE
5. TISCH-VARIANTE

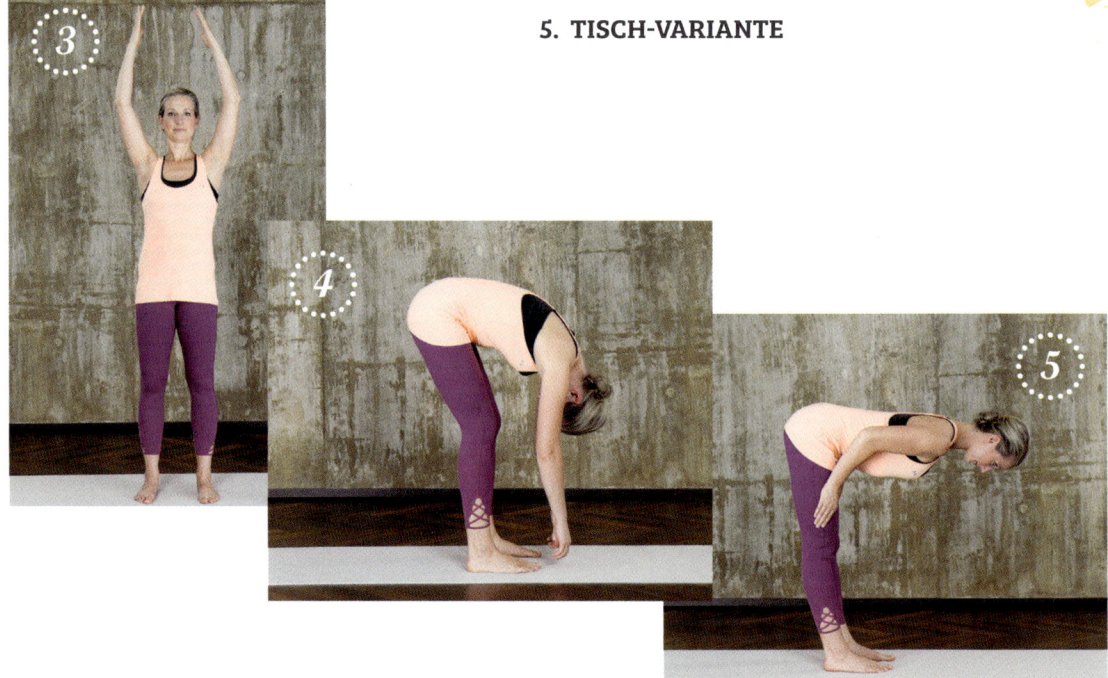

YANG-ORIENTIERTE YOGA-PRAXIS

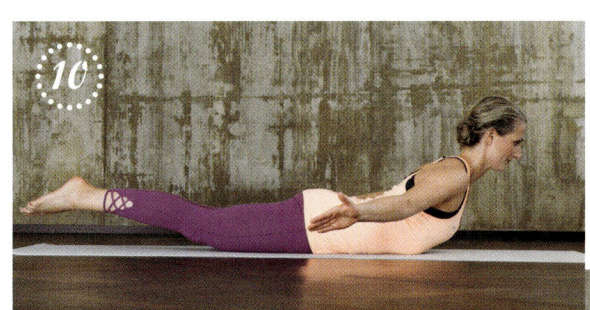

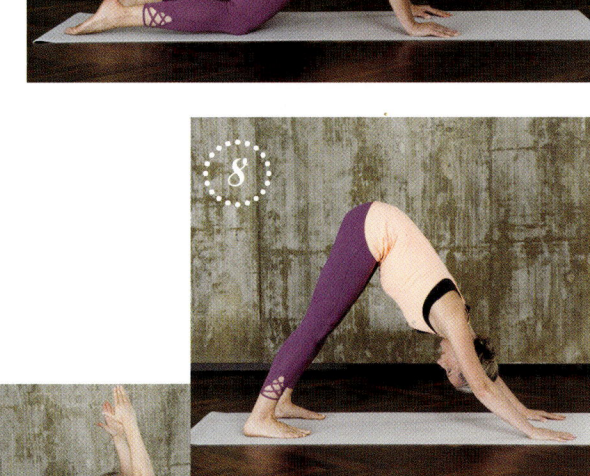

6. **VORÜBUNG ZU HALBMOND**
7. **HALBMOND (AM BODEN)**
8. **HERABSCHAUENDER HUND**
9. **PLANKE/STÜTZ**
10. **HEUSCHRECKE**

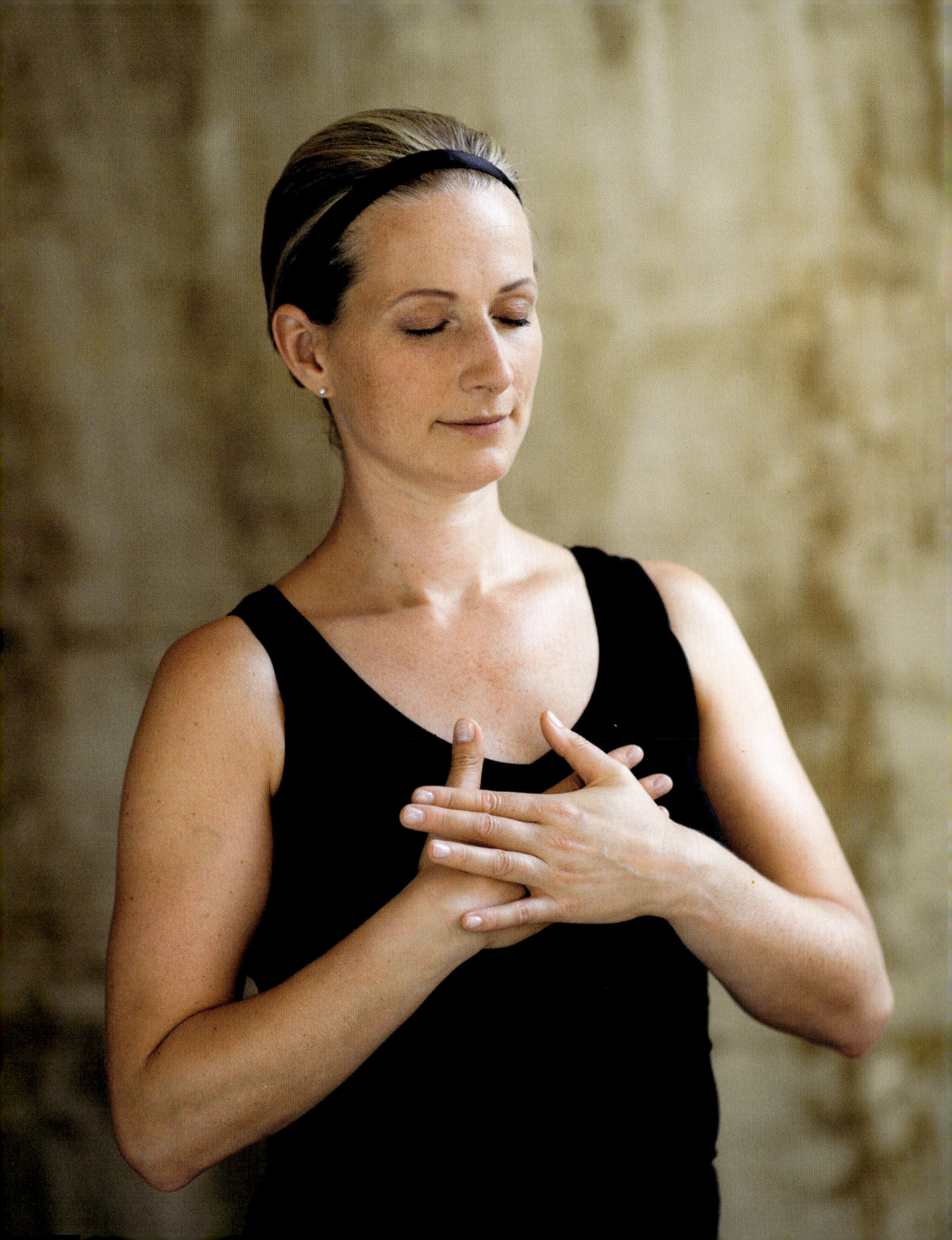

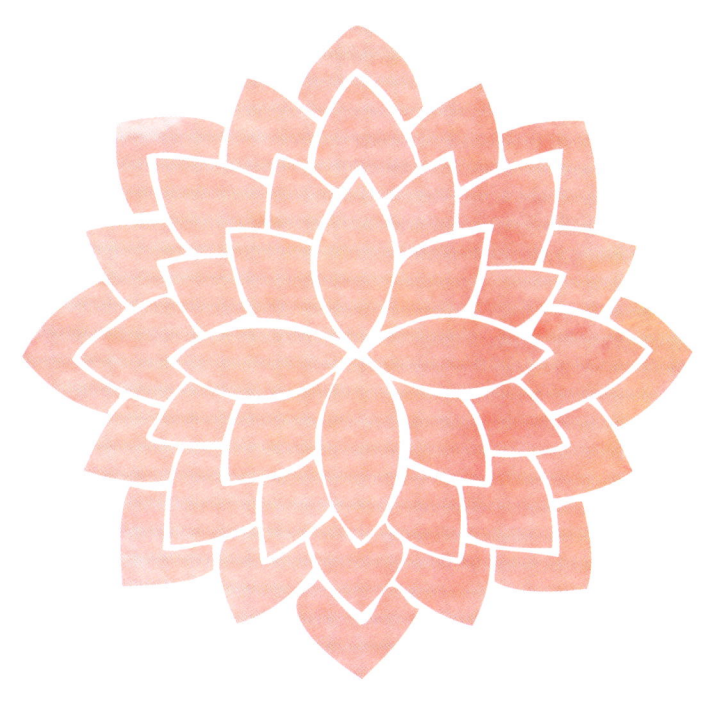

Die Entspannung nach der Anspannung

DREHSITZ AUF DEM STUHL

- Setzen Sie sich seitlich auf einen Stuhl.
- Schmiegen Sie Ihren linken Oberschenkel an die Rückenlehne.
- Ihr linker Unterarm liegt auf der Rückenlehne. (Bild 1)
- Greifen Sie nun die Lehne mit der rechten Hand. (Bild 2)
- Auf dieser Achse schieben Sie nun die linke Hand nach hinten, bis Sie die Lehne in Höhe der Stelle greifen, wo sich Ihr Po befindet. (Bild 2)
- Atmen Sie ein und richten Sie Ihre Wirbelsäule auf.
- Die Schultern bleiben weg von den Ohren.
- Atmen Sie aus und drehen Sie sich in Richtung der Rückenlehne. Verweilen Sie dort ein wenig.
- Atmen Sie ein und ziehen Sie den Oberkörper wieder hoch.
- Ausatmend drehen Sie sich wieder – diesmal ein bisschen mehr – Richtung Rückenlehne.
- Wiederholen Sie den Ablauf noch einmal.
- Dieses Mal bleiben Sie in diesem gedrehten Sitz, also in Richtung der Lehne.
- Schultern und Nacken bleiben entspannt.
- Atmen Sie tief und kraftvoll ein. Atmen Sie dabei vor allem tief in die Dehnung Ihrer Rippen.
- Wenn Sie mögen, können Sie die Drehung nochmals verstärken, indem Sie mit den Fingern Ihrer rechten Hand an der Lehne ziehen und gleichzeitig mit der linken Handfläche gegen die Lehne drücken. (Bild 3)
- Wenn Sie mögen, schauen Sie nun über Ihre linke Schulter hinweg und halten Sie diese Position. (Bild 3)
- Sie lösen die Position auf, indem Sie entspannen und mit der linken Hand entlang der Lehne zurück in die Ausgangsposition kommen.
- Hier spüren Sie noch einen Moment nach und wechseln dann zur anderen Seite.
- Nehmen Sie sich danach noch einen Moment Zeit, um die tiefe Aufrichtung und Ihren tiefen Atem wahrnehmen zu können.
- Nehmen Sie sich für jede Seite ca. zwei bis drei Minuten Zeit.

TIPP

Einmal auswringen, bitte! Auf Anspannung folgt Entspannung. Mit dem Drehsitz – eine der Kernübungen des Hatha-Yogas – können Sie Harmonie und inneres Gleichgewicht erfahren.

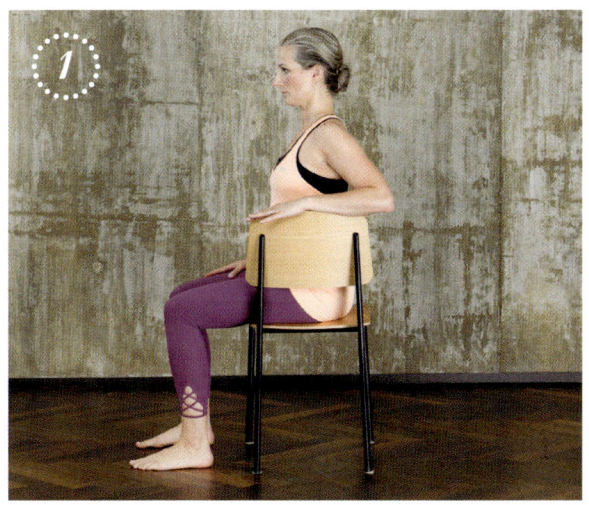
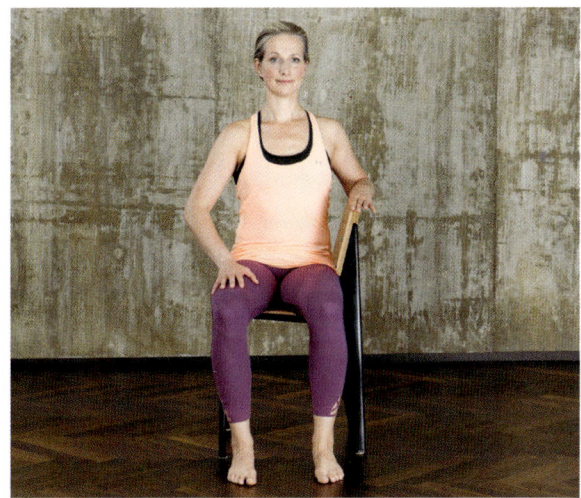
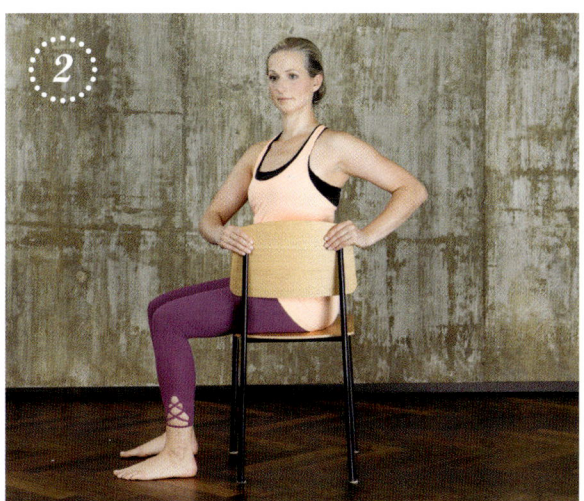
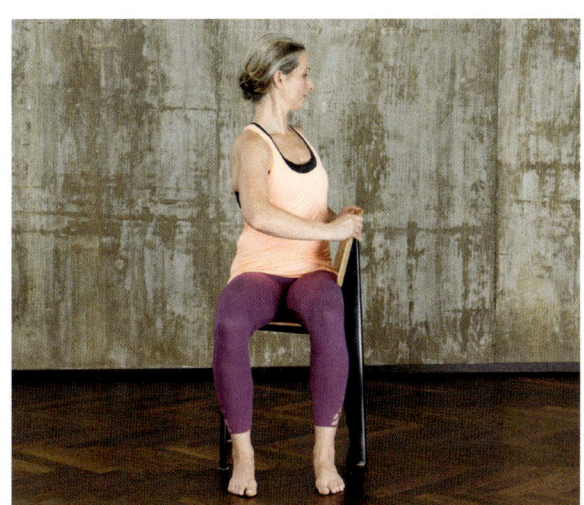
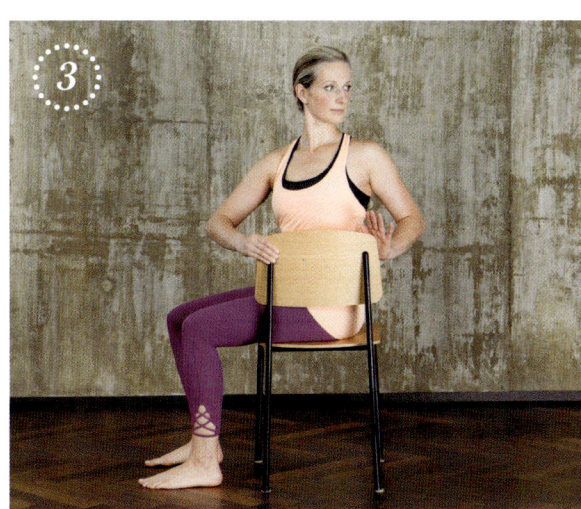
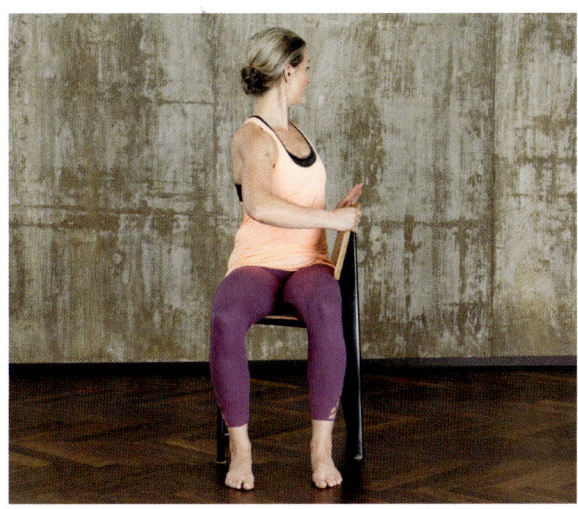

EINZELÜBUNGEN

DREHSITZ AUF DEM BODEN

Achtung: Führen Sie die Übung bei Ischias- und Bandscheibenproblemen in der unteren Wirbelsäule nur mit äußerster Vorsicht oder gegebenenfalls gar nicht aus.

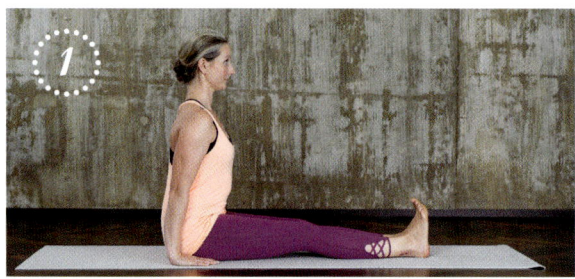

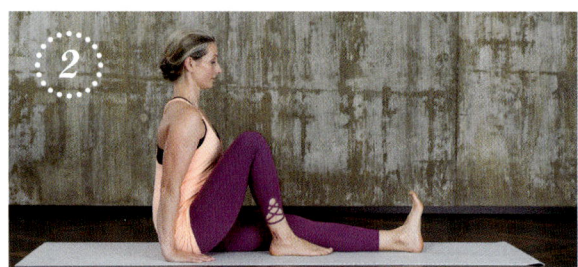

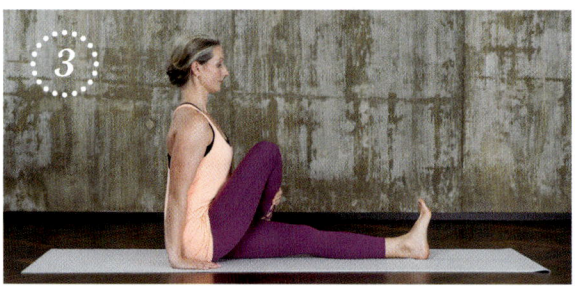

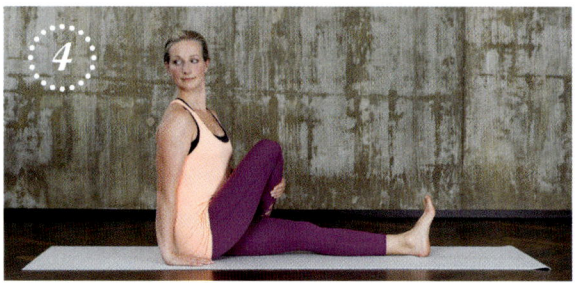

- Ausgangsposition ist der Langsitz.
- Sie sitzen aufrecht. Gern können Sie das Fleisch von Ihren Sitzhöckern ziehen. Richten Sie Ihren Scheitel Richtung Himmel. (Bild 1)
- Ihre Beine sind nach vorn ausgestreckt. Ihre Fersen streben nach vorn, die Zehen nach oben.
- Strecken Sie Ihr linkes Bein.
- Stellen Sie den rechten Fuß außen neben dem linken Knie ab. (Bild 2)
- Legen Sie die rechte Hand hinter dem Po ab. Ihre Wirbelsäule ist dabei aufrecht.
- Greifen Sie mit der linken Hand den Unterschenkel oder das Fußgelenk. (Bild 3)
- Drehen Sie nun den Oberkörper sanft nach rechts. In dieser Position verharren Sie tief atmend ca. 1 Minute. (Bild 4)
- Anschließend kehren Sie in den Langsitz zurück.
- Führen Sie nun die Übung zur anderen Seite aus.
- Sie können den Drehsitz mehrfach wiederholen, anfangs 2 bis 3 Mal. Bitte jeweils die Seiten abwechseln.

RELAX-FAKTOREN:

- Vertiefung der Atmung
- Reinigung der inneren Organe
- Harmonisierung der Geschlechtsorgane
- Stärkung des sympathischen Nervensystems
- Aktivierung des Kreislaufs

Körperkern-Stärkung und Balance-Akt
BALANCE AUF DEM PO
Der Weg zum Boot (Navasana)

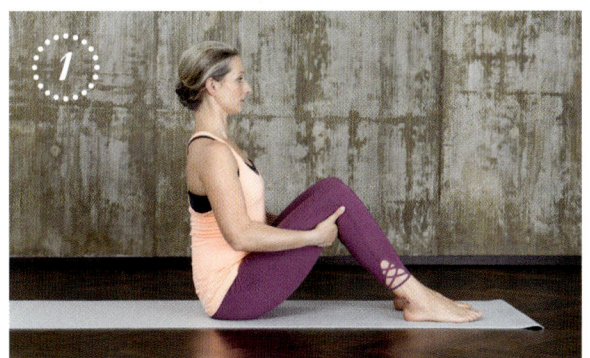

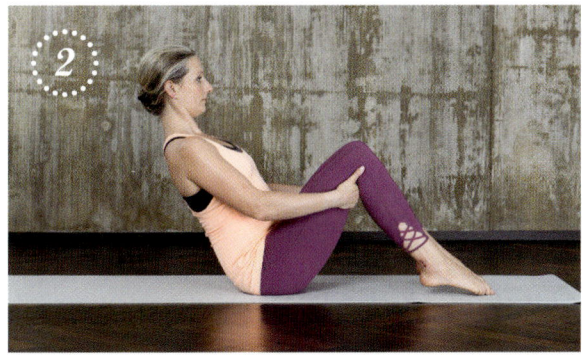

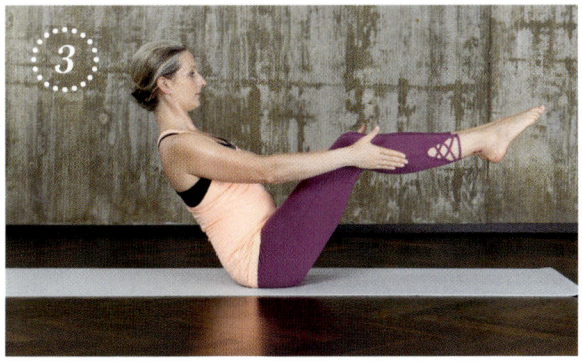

- Sie sitzen auf dem Boden. Ihr Rücken ist aufrecht, Ihre Füße sind aufgestellt. (Bild 1)
- Greifen Sie unter Ihre Knie und rollen Sie leicht hinter Ihre Sitzhöcker, während Sie Ihre Beine gleichzeitig vom Boden heben. (Bilder 2 und 3)
- Lassen Sie Ihre Beine dabei ungefähr in einem rechten Winkel angewinkelt.
- Richten Sie Ihren Oberkörper lang auf und heben Sie Ihr Brustbein.
- Ihre Arme können Sie auf Schulterhöhe nach vorn ausstrecken. Die Handflächen zeigen nach oben oder zu den Beinen.
- Wenn es für Sie leichter ist, können Sie die Arme auch zur Seite ausstrecken.
- Ziehen Sie die Schultern dabei bewusst weg von den Ohren.
- Versuchen Sie für ca. 5 bis 8 Atemzüge in dieser Position zu bleiben.
- Vielleicht ist es für Sie auch leichter, dabei abwechselnd mit den Fußspitzen den Boden zu berühren.
- Wenn Sie das Zählen der Atemzüge stresst, versuchen Sie die Position für ca. 30 bis 60 Sekunden zu halten.
- Sie können dieses Asana mehrfach wiederholen, anfangs vielleicht ca. 3 Mal.

BALANCE IM STAND: EINMAL ZUR SEITE, BITTE!
Der Weg zum Halbmond (Ardha Chandrasana)

- **Für diese Übung benötigen Sie einen Stuhl.**
- Stellen Sie sich seitlich vor den Stuhl. Sie stehen aufrecht, die Beine sind leicht geöffnet. (Bild 1)
- Die Arme sind senkrecht unter den Schultern, die Beine senkrecht unter dem Becken.
- Die Handflächen zeigen zum Boden.
- Spreizen Sie die Finger der rechten Hand. Ihre Hand befindet sich in „Fahrtrichtung" nach vorn.
- Schauen Sie geradeaus oder nach links und suchen Sie sich einen Fixpunkt an der Wand.
- Legen Sie die linke Hand an die linke Hüfte.
- Atmen Sie ein.
- Beim Ausatmen heben Sie das linke Bein Richtung Himmel. (Bild 2)
- Das Standbein bleibt möglichst die ganze Zeit gestreckt.
- Sie können die Finger oder die ganze Hand leicht auf der Sitzfläche des Stuhls ablegen. Aber diese dient lediglich dem Gefühl, etwas unter sich zu haben. Stützen Sie sich also bitte nicht ab.
- Drehen Sie sich nun himmelwärts, beginnend mit den Zehen des linken Fußes, so dass sich Ihr Becken nach vorn öffnet. Die linke Hüfte und die linke Schulter zeigen dabei möglichst Richtung Himmel.

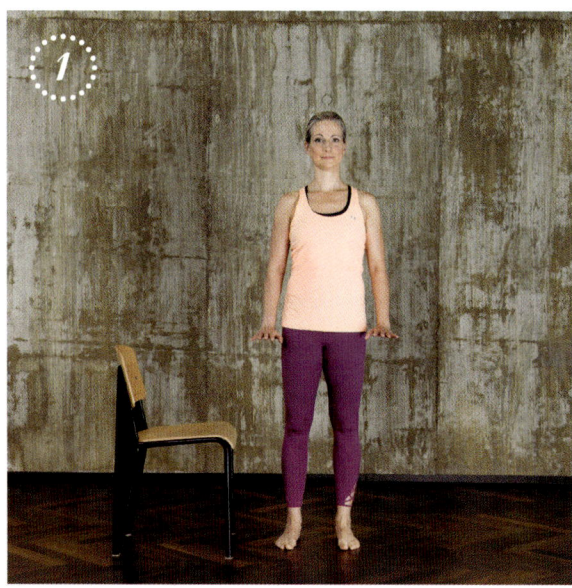
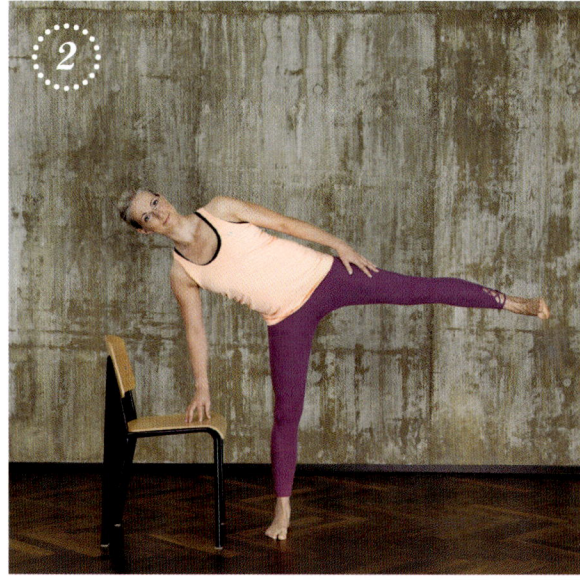

> **TIPP:**
>
> Lassen Sie sich Zeit. Die Bänder am Hüftgelenk sind sehr stark. Und damit die Hüftmuskulatur wirklich gedehnt wird und nicht nur die Bänder verlängert werden, bedienen Sie sich Ihres „Wie-WIEs": Lassen Sie los! Atmen Sie sanft und vollständig!

- Öffnen Sie den Schultergürtel nach hinten.
- Bleiben Sie für einige Atemzüge in dieser Position.
- Stellen Sie sich nun vor, wie Sie Ihren Körper gleichzeitig in vier Richtungen strecken: von der linken Ferse bis zum Scheitel und vom rechten Handgelenk bis zu den linken Fingerspitzen.
- Stellen Sie sich auch vor, wie sich Ihr Becken in alle Richtungen erstreckt.
- Atmen Sie tief ein und aus.
- Nun können Sie den linken Arm Richtung Himmel ausstrecken. (Bild 3)
- Wenn Ihr Nacken sich damit wohlfühlt, können Sie mit Ihrem Blick der linken Hand folgen. (Bild 4)
- Versuchen Sie, diese Position ca. 15 Sekunden lang zu halten.
- Führen Sie die Bewegungsfolge anschließend zur anderen Seite aus.
- Sie können diese Übung mehrfach wiederholen, anfangs ca. 3 Mal pro Seite.
- Probieren Sie auch aus, ob Sie mit der Hand auch noch tiefer gelangen können. Auch nach unten sind hier bei entsprechender Gelenkigkeit keine Grenzen gesetzt.

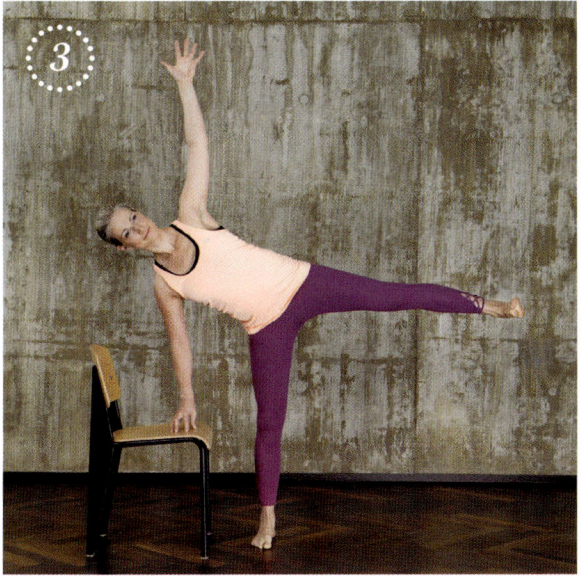
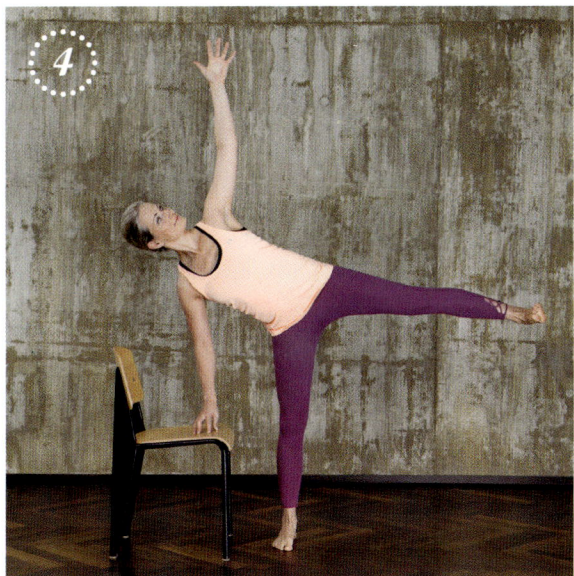

Regenerieren!
DER HALBE SCHULTERSTAND
Sarvangasana-Variante

- **Für diese Übung benötigen Sie eine Decke oder ein flaches Kissen.**
- Setzen Sie sich seitlich vor eine Wand, und zwar so, dass Ihre linke Hüfte die Wand berührt. (Bild 1)
- Legen Sie eine zum Quadrat gefaltete Decke schräg hinter sich, etwa eine Armlänge entfernt.
- Ihr Rücken ist aufgerichtet.
- Die Beine sind angewinkelt.
- Kommen Sie aus dieser Position entweder seitlich oder mit rundem Rücken locker in die Rückenlage.
- Heben Sie erst ein Bein, dann das andere an und bringen Sie so beide Beine an der Wand entlang nach oben.
- Ihr Rücken liegt auf dem Boden. Schieben bzw. drehen Sie nun Ihren Oberkörper etwas von der Wand weg und legen Sie ihn auf die Decke. (Bild 3)
- Die Decke sollte unter Ihren Schultern liegen, so dass der Nacken frei bleibt.
- Strecken Sie beide Beine Richtung Himmel.
- Die Füße sind angezogen, die Fußspitzen zeigen in Richtung Ihres Kopfes. (Bild 5)
- Spüren Sie Ihren Körper, vor allem den Kehlraum und die Stelle um die Wurzel der Wirbelsäule herum.
- Versuchen Sie, die Position für 5 ruhige Atemzüge zu halten.
- Falls es Sie zu sehr stresst, die Atemzüge zu zählen, bleiben Sie ca. 1 bis 5 Minuten in dieser Position.
- Sie kommen aus dieser Position heraus, indem Sie die Bewegungsfolge rückwärts ausführen: Bringen Sie erst die Beine zurück zum Boden, (Bild 6), entweder langsam gemeinsam oder Bein für Bein. Drehen Sie Ihren Oberkörper zur Seite und richten Sie sich danach vorsichtig auf.

RELAX-FAKTOREN

- Stressabbau
- Regeneration von Körper und Geist
- innere Klarheit

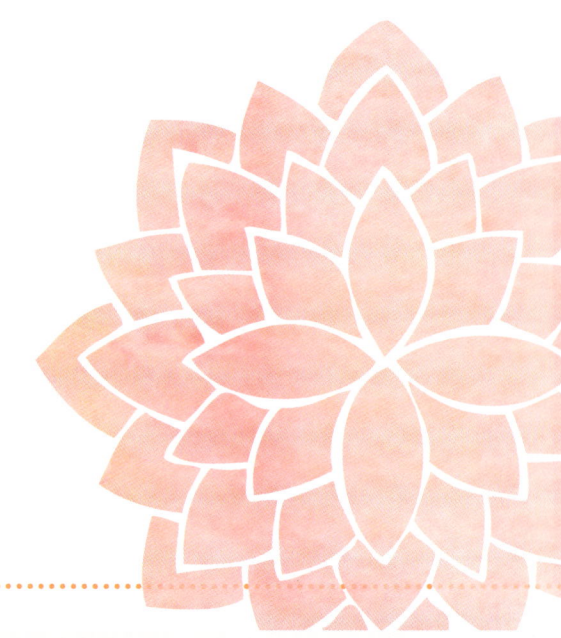

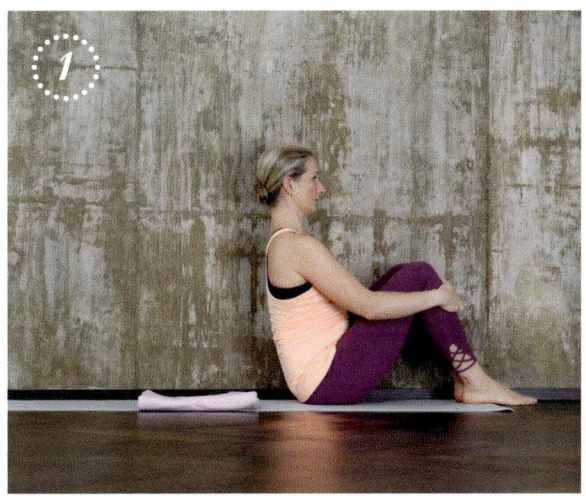
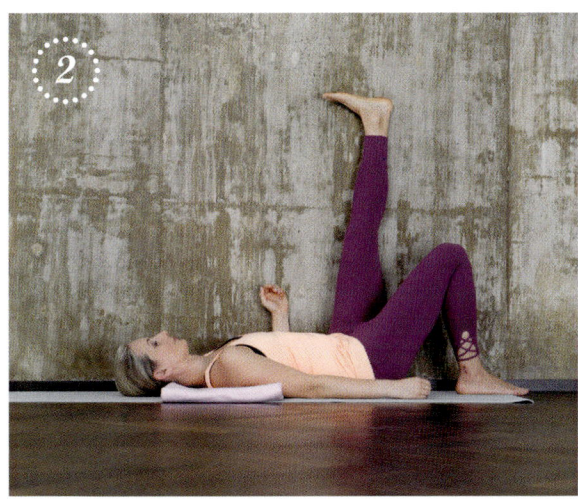
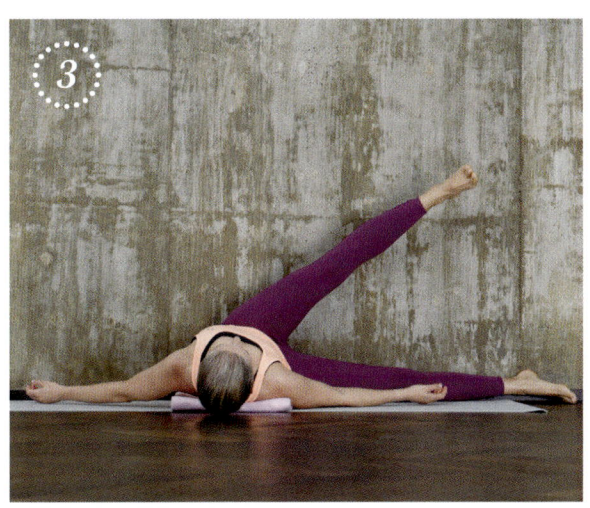
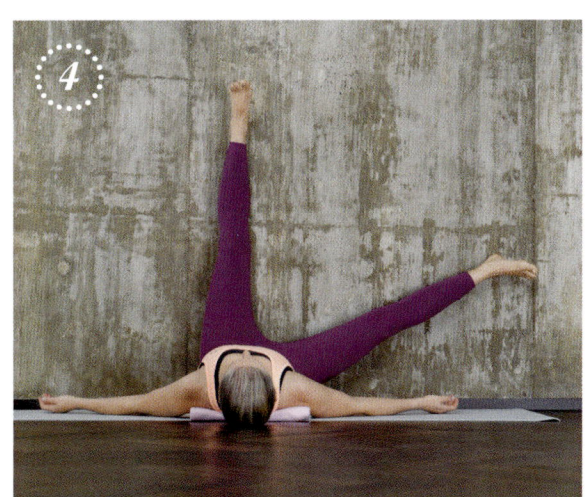
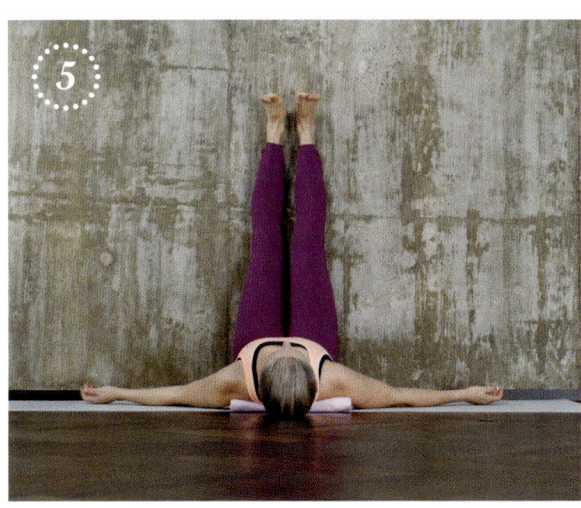
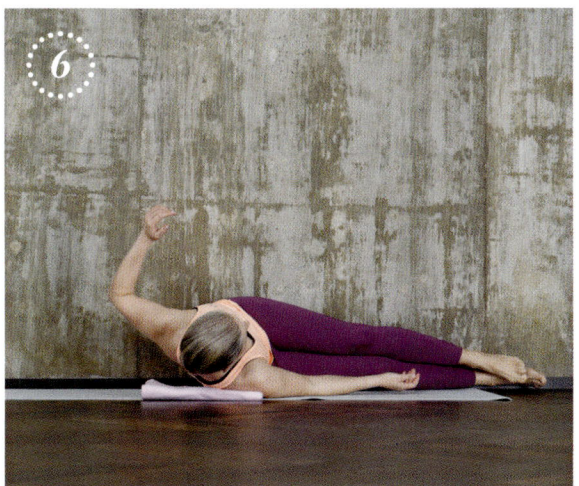

EINZELÜBUNGEN

Entspannungsposen
DIE TOTENHALTUNG
Shavasana

Diese Haltung beendet eine klassische Yoga-Stunde. Ohne Shavasana kann sich die Energie, das durch die Yoga-Praxis aktivierte Prana, nicht verteilen. Sie dient der puren Entspannung.

- Ausgangsposition ist die Rückenlage. Arme und Beine sind locker abgelegt. (Bild 1)
- Lassen Sie Ihren Atem fließen, so wie er eben fließt und fließen will.
- Stellen Sie Ihre Füße auf und versuchen Sie, den unteren Rücken dabei so lang wie möglich zu machen. (Bild 2)
- Heben Sie den Po und legen Sie ihn so nah wie möglich an den Füßen ab.
- Nun legen Sie die Beine wieder ab. Der Abstand zwischen den Beinen fühlt sich angenehm für Sie an.
- Heben Sie jetzt erst ein Bein und dann das andere vom Boden und ziehen Sie zuerst das eine, dann das andere Bein lang in Richtung Ferse.
- Nun entspannen Sie Ihre Füße und lassen Sie die Zehen links und rechts nach außen fallen.
- Aktivieren Sie Ihre Schulterblätter und ziehen Sie sie auf dem Boden zueinander. Öffnen Sie so die Brust.
- Danach entspannen Sie den Schulterbereich.
- Aktivieren Sie Ihre Arme und strecken Sie sie Richtung Füße aus.
- Legen sie die Arme dann mit den Handflächen nach oben so neben Ihrem Körper ab, dass Luft an ihre Achseln kommen kann.
- Drehen Sie nun Ihren Kopf einige Male sanft von links nach rechts und von rechts nach links. (Bild 3) Dann pendeln Sie sich in der Mitte ein.
- Ihre gesamte Wirbelsäule bildet nun eine Linie.
- Ziehen Sie nun Ihr Kinn ein bisschen näher an Ihren Brustkorb, damit der Nacken lang wird. (Bild 4)
- Nun beginnt das eigentliche Shavasana, die Tiefenentspannung.

Hinweis:

Wie lang Shavasana praktiziert wird, ist abhängig vom Yoga-Stil und vom Yoga-Lehrer. Am Ende einer langen Yang-Yoga-orientierten Sequenz empfehle ich Ihnen, sich Shavasana mindestens 10 Minuten zu gönnen. Nach einer Yin-Yoga-orientierten Stunde genügen 5 Minuten.

Falls Ihnen das Nichtstun schwerfällt, hilft Ihnen vielleicht eine Traumreise, um in die Tiefenentspannung zu gelangen (S. 126). Wenn ich mich in diese Position begebe, stellt sich mittlerweile allein dadurch, dass ich weiß, dass ich nun entspannen darf, Entspannung ein. Probieren Sie das. Vielleicht können Sie diese Erfahrung im Laufe Ihrer Übungspraxis teilen.

RELAX-FAKTOREN

Besonders nach der Yoga-Praxis werden Stresshormone abgebaut, das Immunsystem gestärkt, Heilprozesse gefördert sowie mentale Stärke und Ruhe wiederhergestellt.

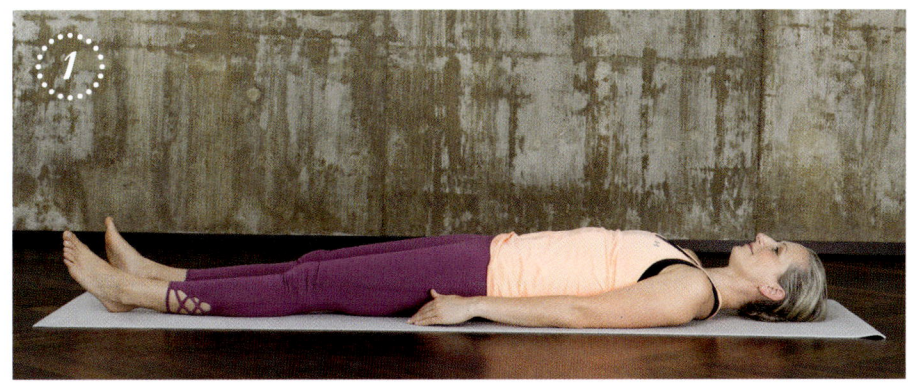

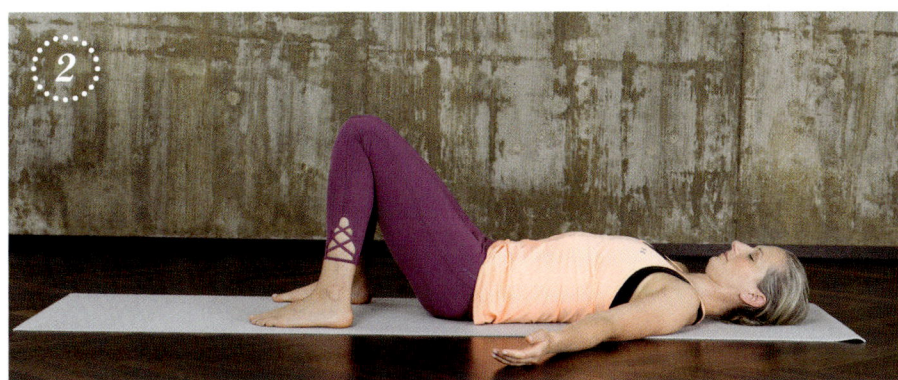

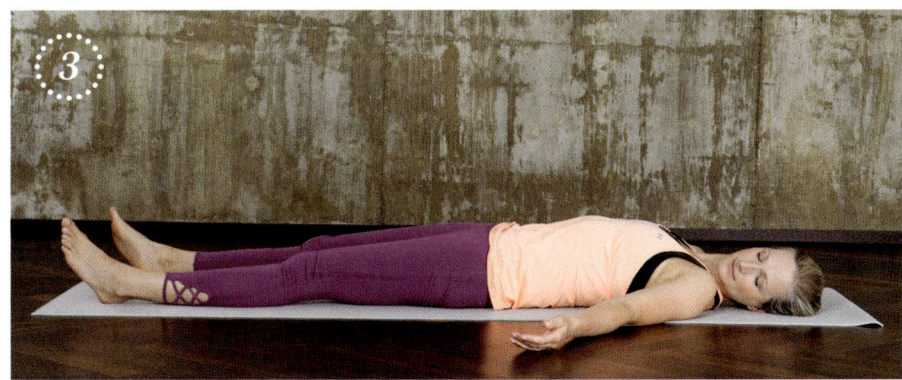

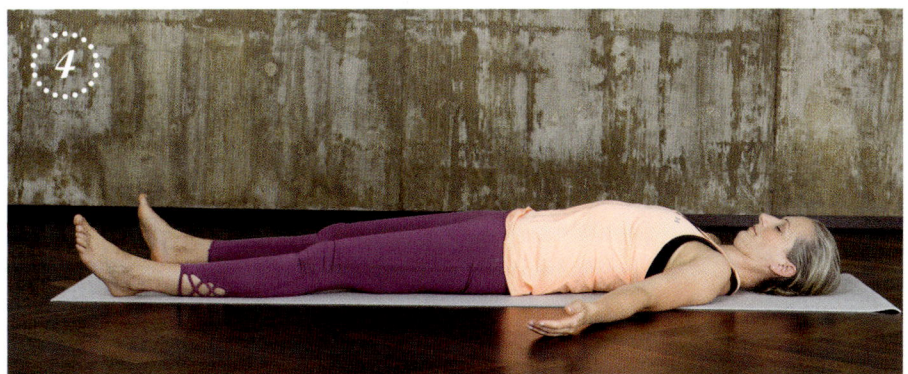

EINZELÜBUNGEN

TRAUMREISE

> **TIPP**
>
> Sprechen Sie sich eine Traumreise, die Ihnen gut gefällt, auf das Aufnahmeprogramm Ihres Handys und spielen Sie die Reise bei Bedarf ab. Das ergibt natürlich nur dann Sinn, wenn Sie Ihre Stimme gerne hören. Da Sie sich, wenn das der Fall ist, besser mit „Du" ansprechen, ist der Text an dieser Stelle in der Du-Form gehalten.

„Du bist zu einer Insel mitten im Ozean gereist. Hier umgibt dich Stille und Ruhe. Vielleicht ist deine Insel eine mit Sand und Palmen. Vielleicht sind da noch ganz andere Pflanzen.
Erschaffe dir deine Insel der Entspannung.

Sonne ist hier. Du spürst Ihre Wärme. Du fühlst die wärmende Sonne auf deinen Händen und Armen. Die Sonne schenkt auch deinen Füßen und Beinen Wärme. Noch liegst du im warmen Sand.

Jetzt stehst du auf und läufst am Strand entlang. Du spürst die Wärme an deinen nackten Fußsohlen. Von hier strömt sie durch deinen gesamten Körper. Du spürst Ruhe. Wärme.

Du hast das Meer vor dir. Die Wellen bewegen sich auf und ab. Auf. Und ab. Dein Atem passt sich dieser natürlichen Wellenbewegung an.
Auf. Und ab.

Vielleicht kannst du dir vorstellen, wie du einatmest und die Wellen dabei auf dich zuströmen.

Wenn du ausatmest, ziehen sich die Wellen ins Meer zurück. Einatmen: Welle kommt.
Ausatmen: Welle geht.

Was kannst du noch wahrnehmen? Vogelgezwitscher? Ein Motorboot? Das Gemurmel fröhlicher Menschen? Schöne Muscheln? Wonach riecht es hier am Meer?

Hier darfst du jetzt bleiben.
Einfach sein.

Du spürst dieses Gefühl von Urlaub.
Du bist gelöst. Ruhig. Und Entspannt.

ZEIT FÜR STILLE
ZEIT FÜR ZURÜCKKOMMEN

Nun nimmst du die Geräusche in diesem Raum wahr. Du spürst, wie dein Körper auf dem Untergrund liegt. Du fühlst in dich hinein, wie es dir jetzt geht: Wie geht es deinem Rücken, deinem Geist? Wie geht es dir emotional?

Spüre deinen Atem.

Und bereite dich vor, wieder aufzutauchen in den Alltag. Das Gefühl von Ruhe und Entspannung kannst du jetzt mit in deinen Alltag nehmen.

Bewege jetzt sachte deine Hände und Füße. Vielleicht kreist du sie sanft.

Dann folge den Impulsen deines Körpers. Vielleicht möchtest du dich räkeln und strecken.

Dann lege dich auf deine Seite. Öffne hier deine Augen. Und wenn du soweit bist und dein Blick klar ist, richtest du dich auf."

MEDITATION
Mit dem Atem in die Stille

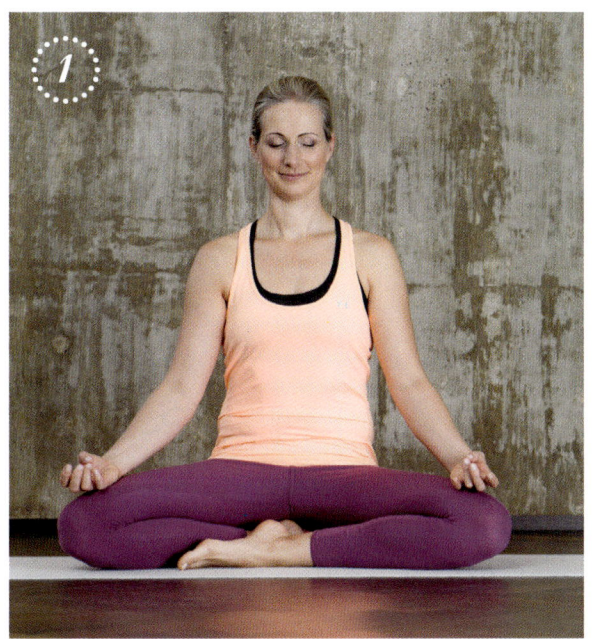

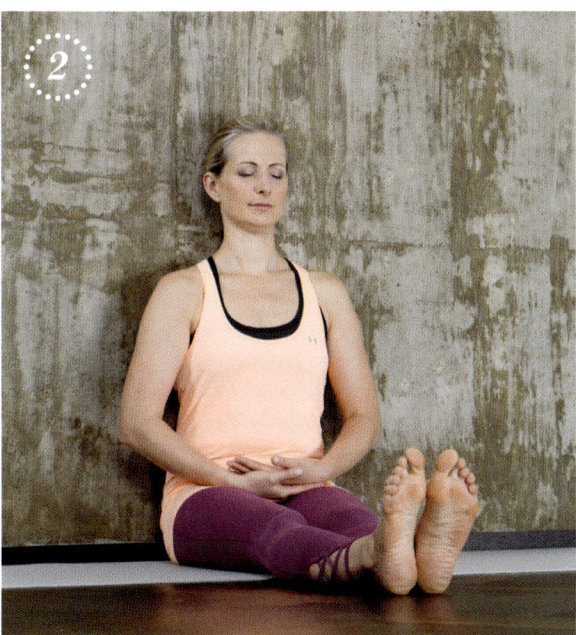

- Setzen Sie sich dazu beispielsweise in einem lockeren Schneidersitz auf eine zusammengerollte Decke.
- Oder Sie strecken Ihre Beine auf der Matte sitzend einfach lang nach vorne aus. Wenn Sie merken, dass Sie den Rücken nicht so gut von allein aufrecht halten können: Lehnen Sie sich einfach gegen eine Wand.
- Richten Sie Ihren Rücken auf.
- Wenn Sie mögen, schließen Sie jetzt Ihre Augen.
- Nehmen Sie wahr, wie Ihr Atem ganz von allein ein- und ausfließt.
- Beobachten Sie jeden einzelnen Atemzug.
- Gelingt es Ihnen vielleicht, sich mit Ihrem Atem zu verbinden?
- Dann sind Sie ganz im Hier und Jetzt angekommen.
- Denn der Atem findet im Hier und Jetzt statt.
- Schweifen Sie mit Ihren Gedanken ab? Dann zählen Sie Ihre Atemzüge oder die Sekunden, die beim Atmen verstreichen.
- Bestimmen Sie selbst, wann Sie aus Ihrer Meditation zurückkommen.
- Öffnen Sie dazu langsam Ihre Augen.
- Gern können Sie sich abschließend noch räkeln.

TIPP

Im Anschluss an Ihre Yoga-Praxis, sozusagen nach der „Körperarbeit", lässt sich gerade als Anfänger besser – ohne Bewegung – meditieren. Sehen Sie diese Meditation als eine Möglichkeit von vielen, den Bienenschwarm in Ihrem Kopf zu beruhigen.

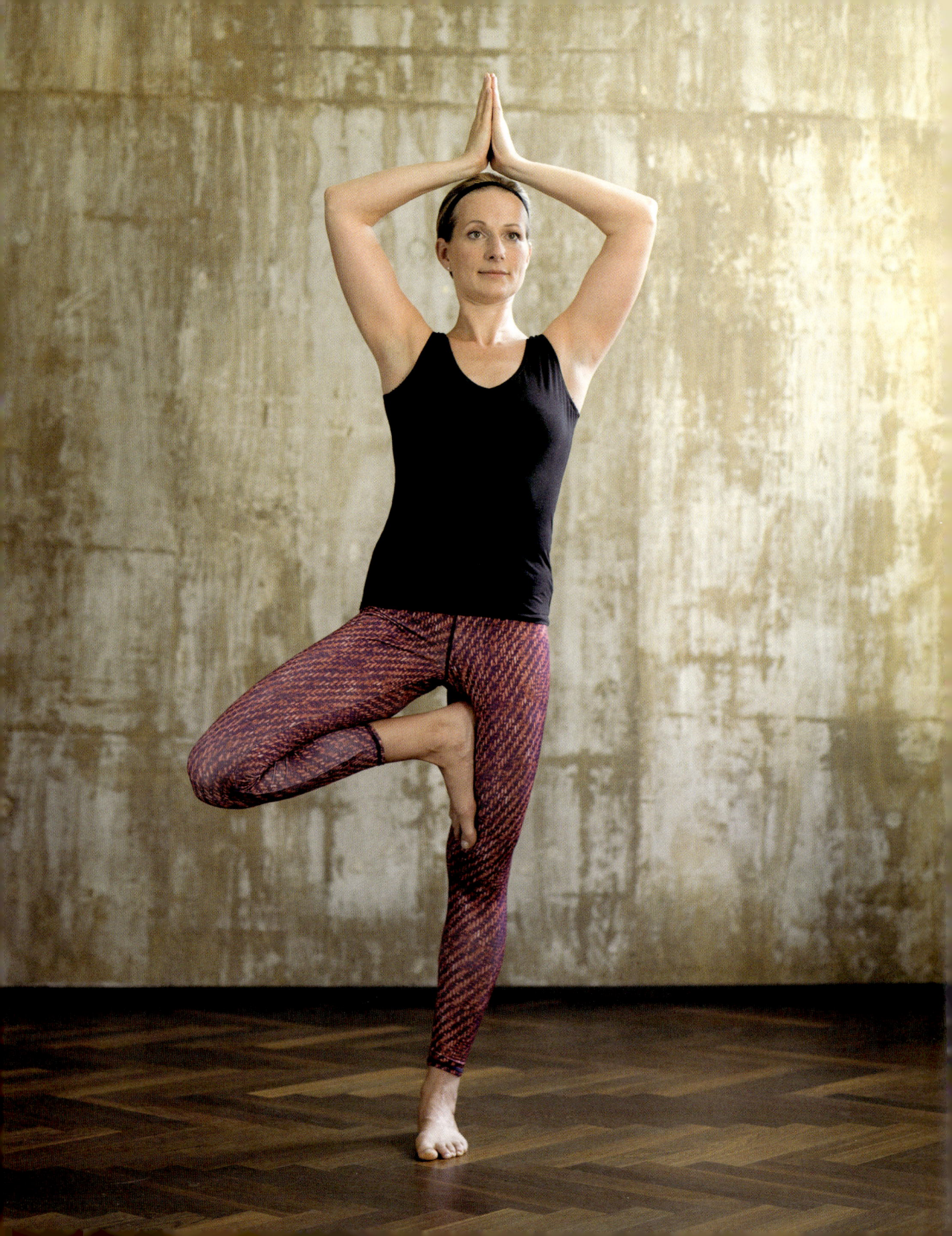

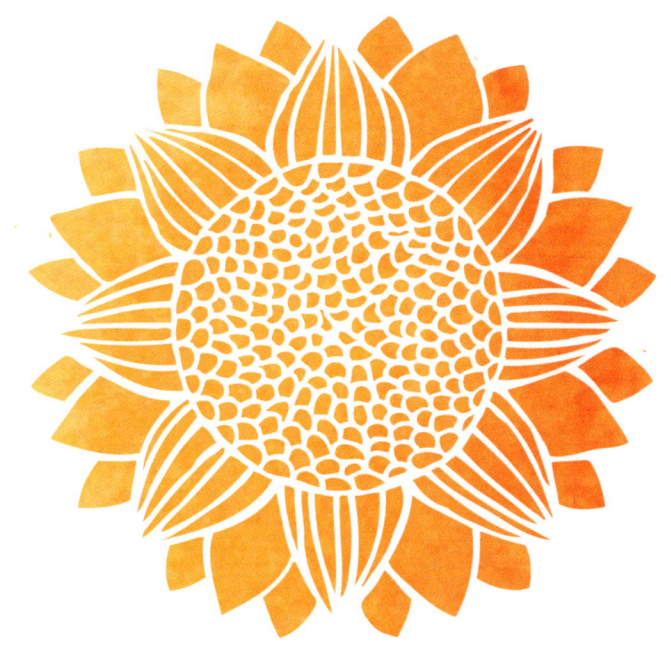

Mini-Programme für jeden Tag

Programm 1
NACH EINEM STRESSIGEN TAG

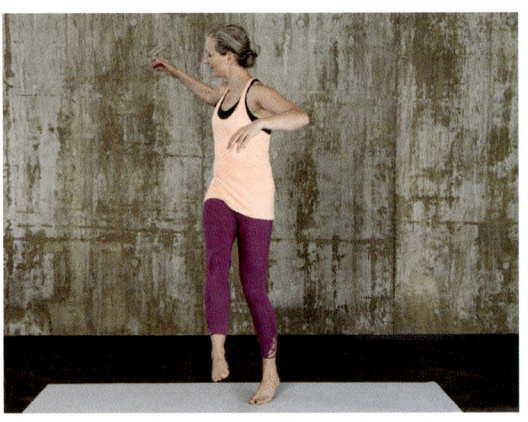

1. **ZAPPELPHILLIP**
   (S. 90)

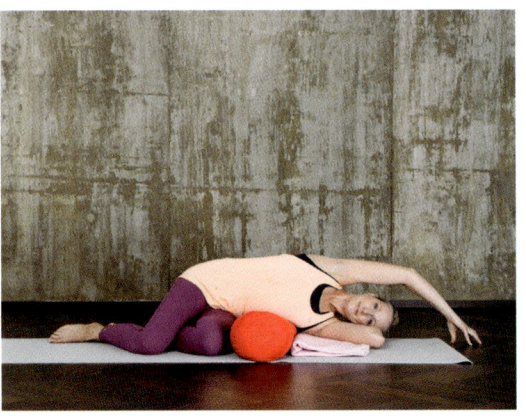

2. **LIEGENDE BANANE**
   (S. 54)

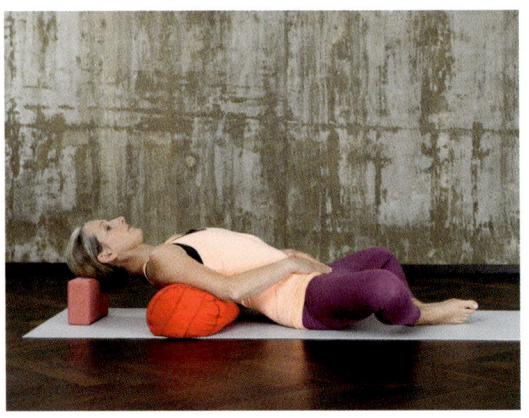

3. **LIEGENDER SCHMETTERLING**
   (S. 55)

4. LIBELLE
(S. 56)

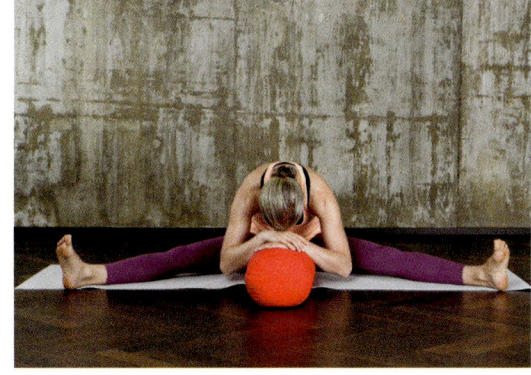

5. SEITNEIGENDE LIBELLE
(S. 57)

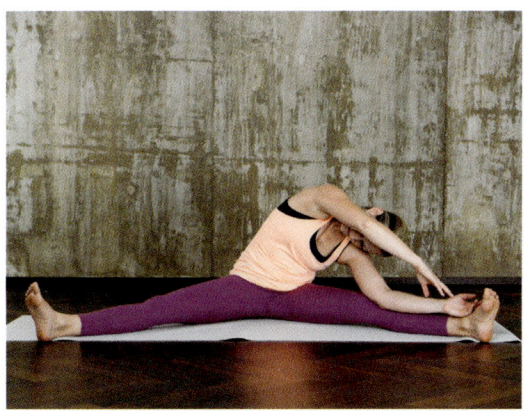

6. TWIST-LIBELLE
(S. 57)

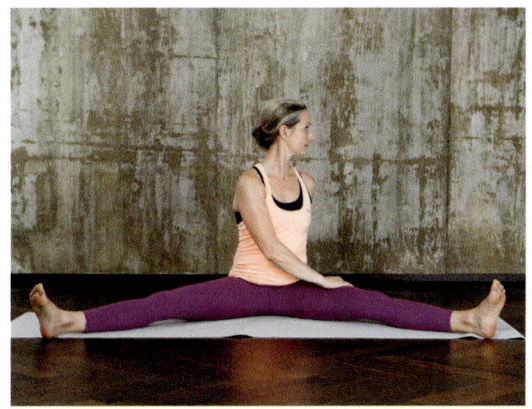

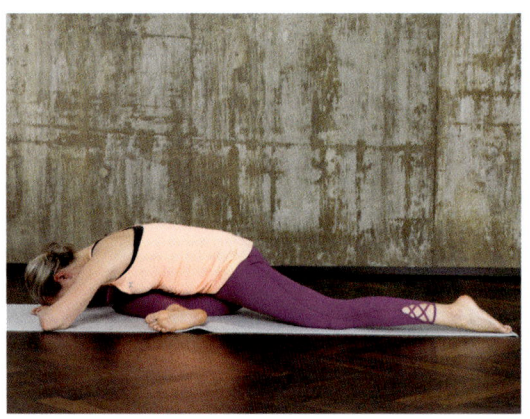

7. SCHLAFENDER SCHWAN
(S. 58)

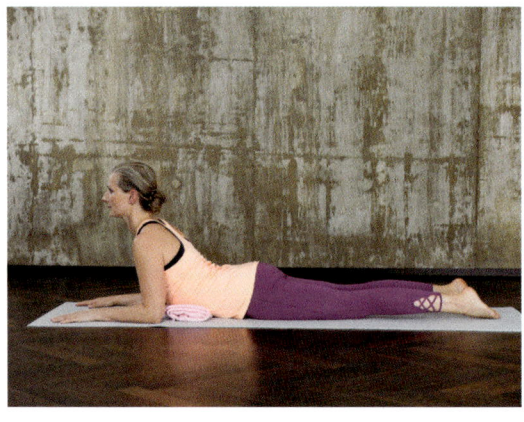

8. SPHINX ALS HÄNGEBRÜCKE
(S. 60)

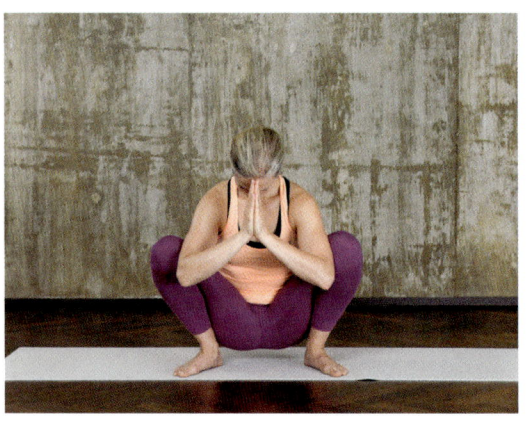

9. DIE HOCKE
(S. 62)

10. STEHENDE VORBEUGE
(S. 63)

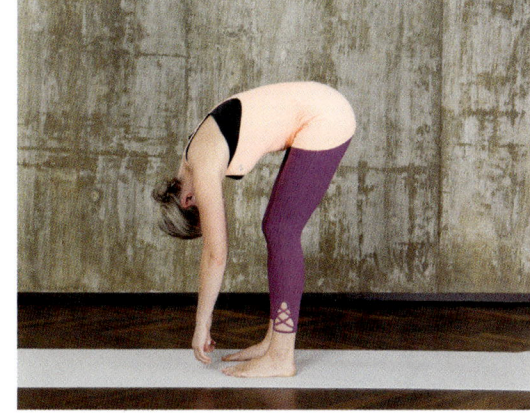

11. TOTENSTELLUNG (SHAVASANA)
(S. 92)

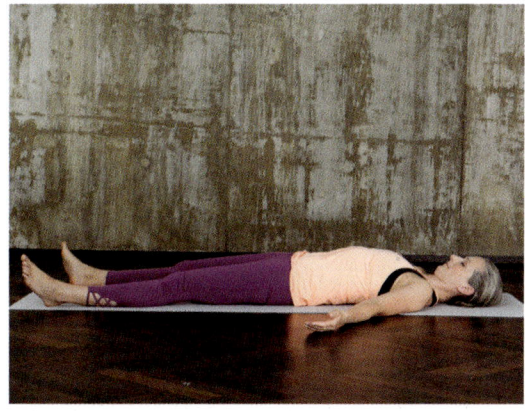

12. ATEM-MEDITATION IN DIE STILLE
(S. 127)

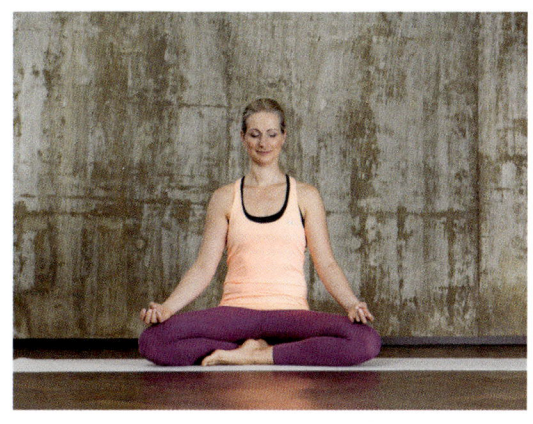

Programm 2
Ein entspannter und kraftvoller Start in den Tag

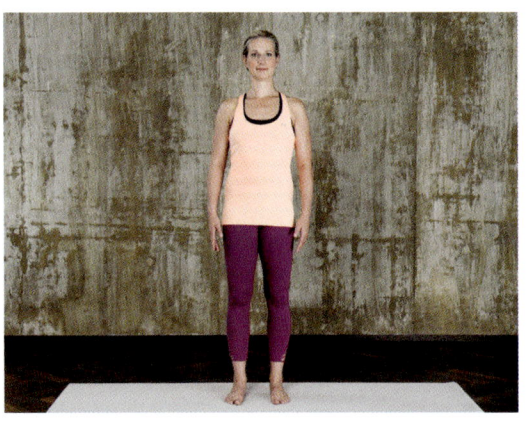

1. BERGHALTUNG (TADASANA)
(S. 99)

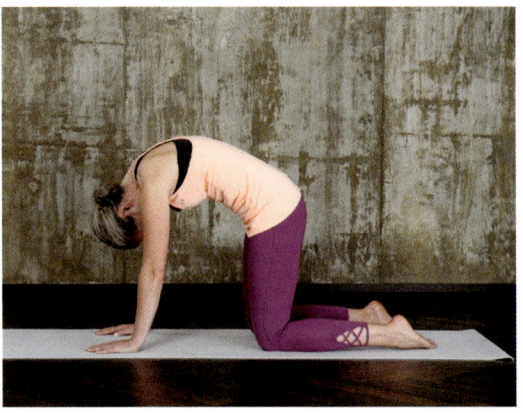

2. KATZE UND KUH
(S. 79)

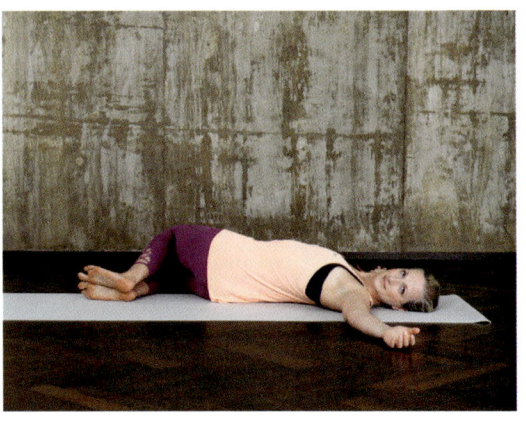

3. KROKODIL
(S. 84)

4. SCHULTERKREISEN
(S. 77)

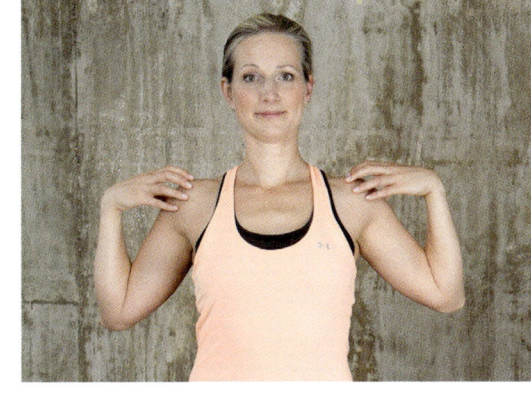

5. DYNAMISCHE RAUBKATZE
(S. 86)

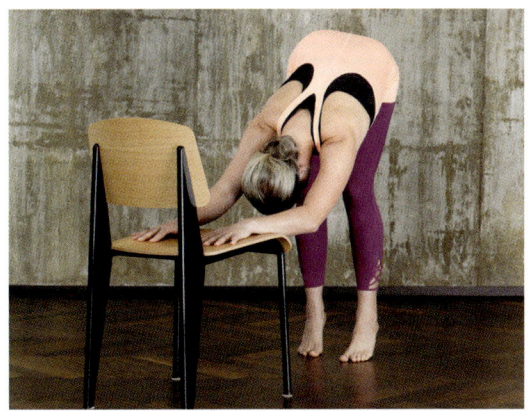

6. GEBETSHALTUNG
(S. 98)

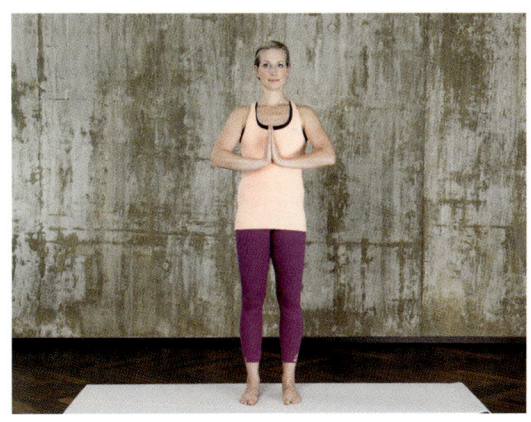

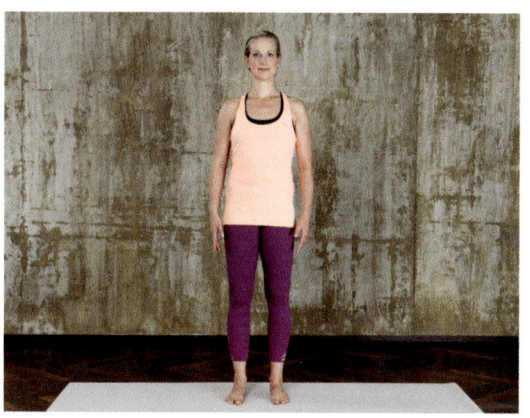

7. BERGHALTUNG
(S. 99)

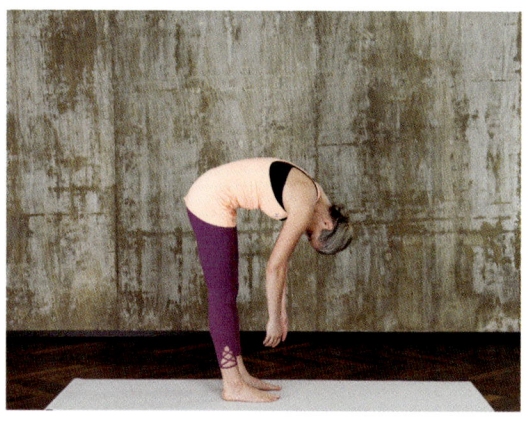

8. STEHENDE VORBEUGE
(S. 102)

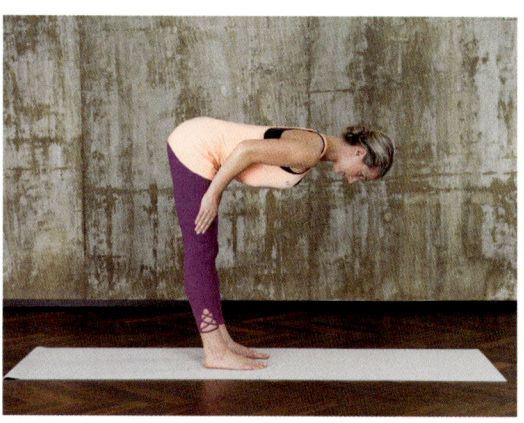

9. TISCH-VARIANTE
(S. 103)

10. VORÜBUNG ZUM HALBMOND
(S. 104)

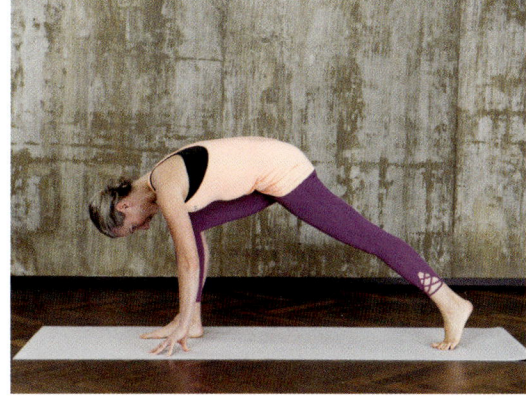

11. HALBMOND AM BODEN
(S. 105)

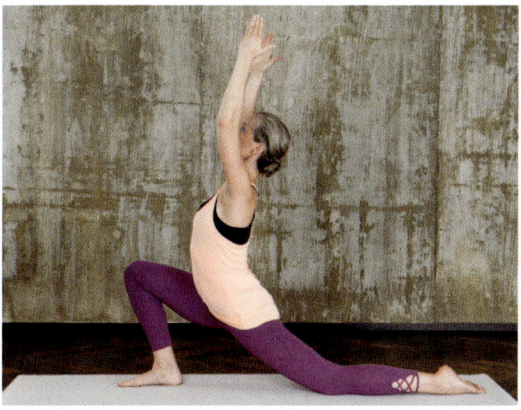

12. HERABSCHAUENDER HUND
(S. 107)

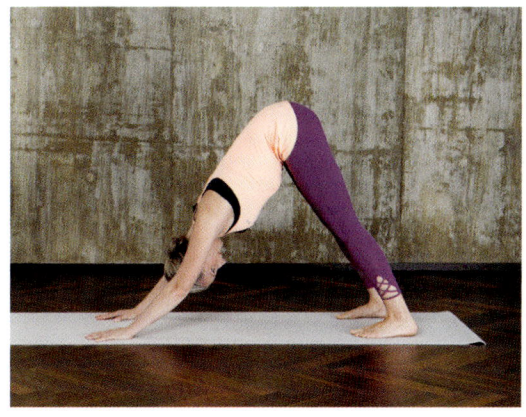

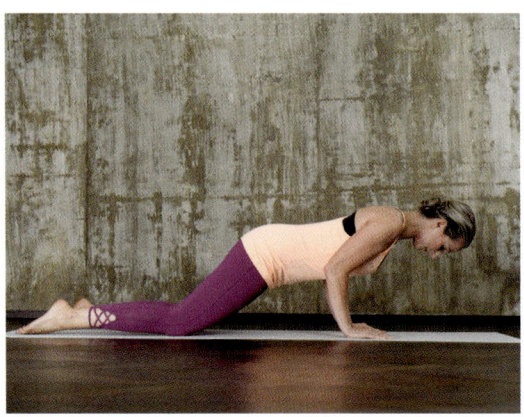

13. PLANKE
(S. 108)

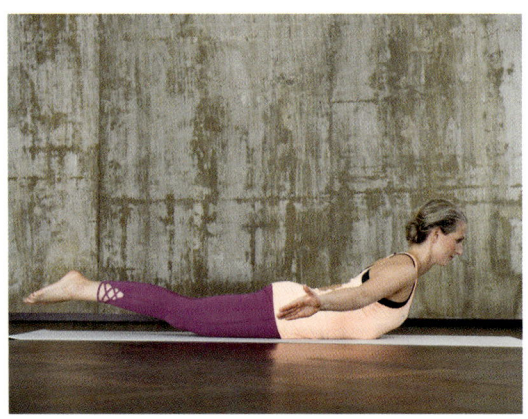

14. HEUSCHRECKE
(S. 110)

Programm 3
ENERGIE TAGSÜBER HALTEN UND IN HARMONIE BLEIBEN

1. ENERGIE-ATMUNG
(S. 46)

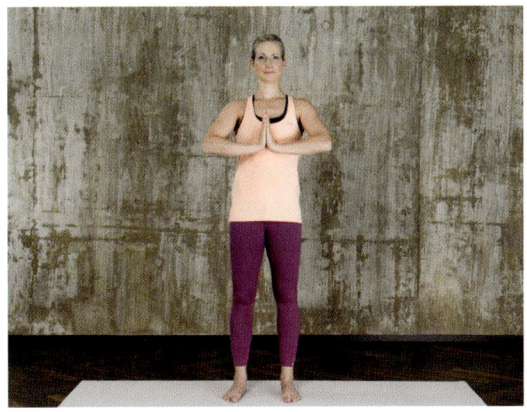

2. SCHLANGE
(S. 72)

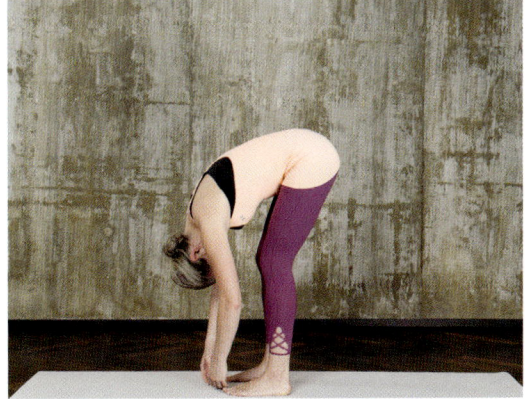

3. KERZENLEUCHTER
(S. 74)

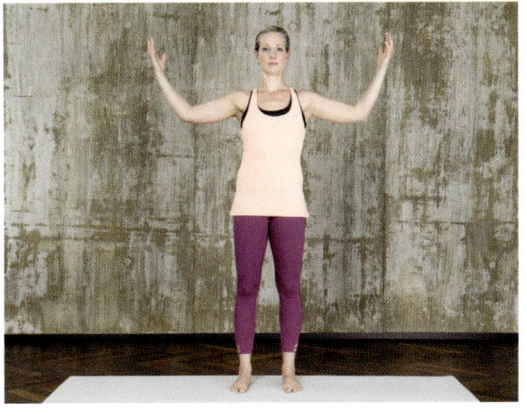

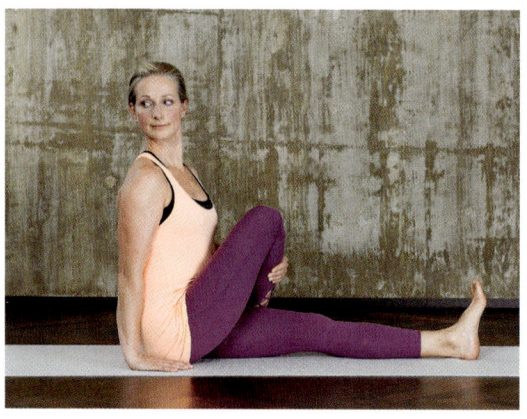

4. DREHSITZ AUF DEM BODEN
(S. 118)

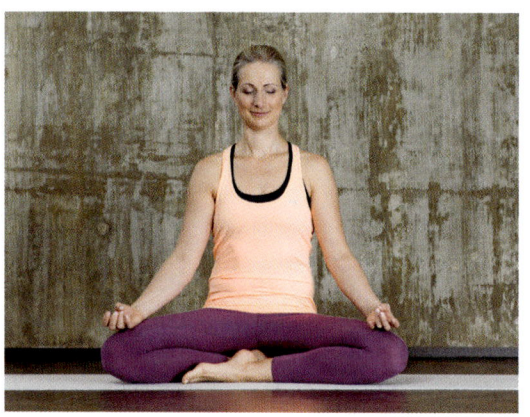

5. ATEM-MEDITATION IN DIE STILLE
(S. 127)

Programm 4
FÜR EINEN BESSEREN SCHLAF

1. KINDSHALTUNG (BALASANA)
(S. 91)

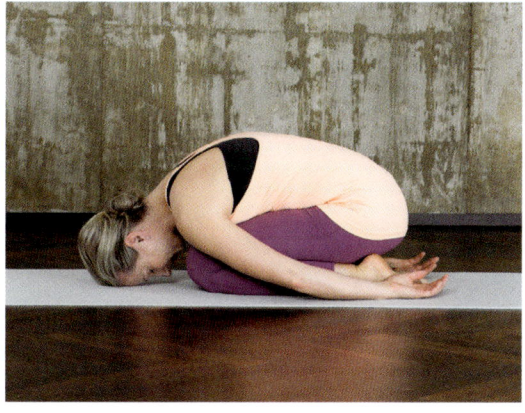

2. LIEGENDER SCHMETTERLING
(S. 55)

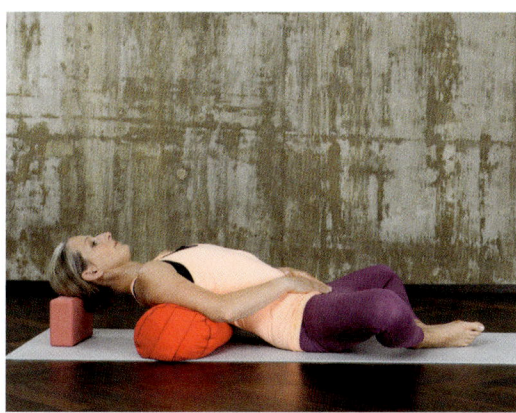

3. SCHLAFENDER SCHWAN
(S. 58)

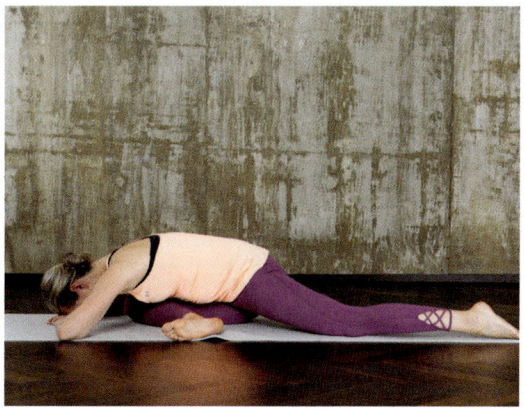

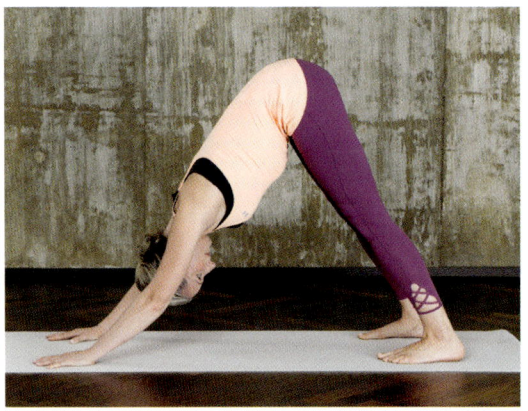

4. HERABSCHAUENDER HUND
(S. 107)

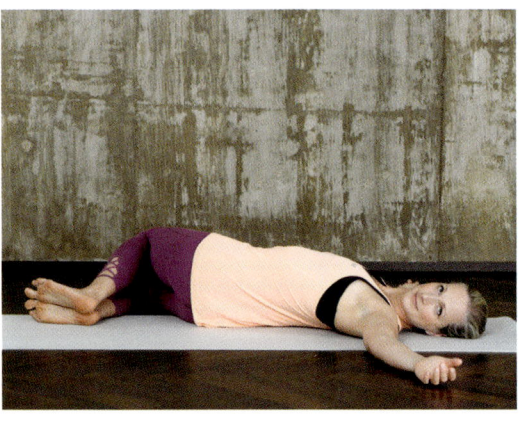

5. KROKODIL
(S. 84)

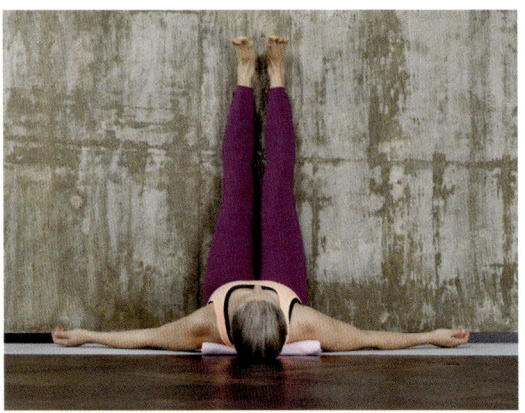

6. HALBER SCHULTERSTAND
(S. 122)

Programm 4
FÜR EINEN BESSEREN SCHLAF

1. KINDSHALTUNG (BALASANA)
(S. 91)

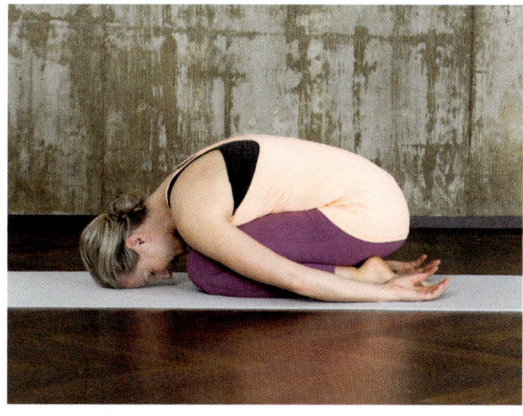

2. LIEGENDER SCHMETTERLING
(S. 55)

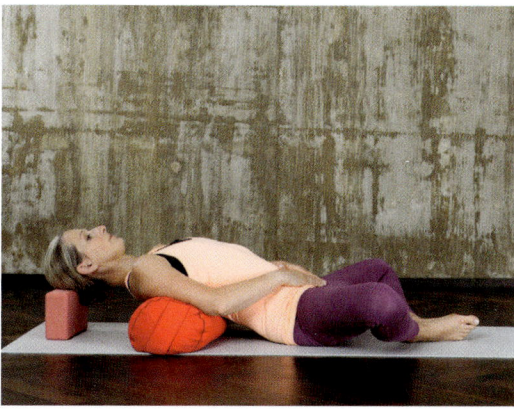

3. SCHLAFENDER SCHWAN
(S. 58)

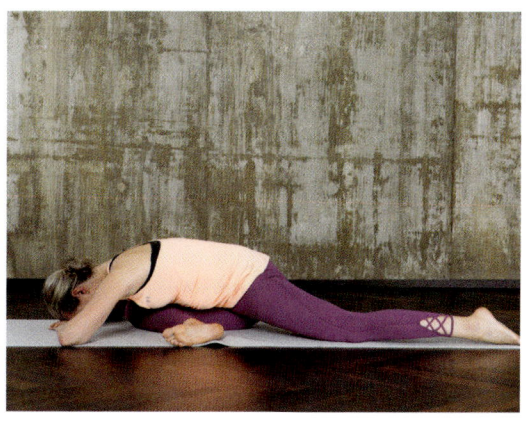

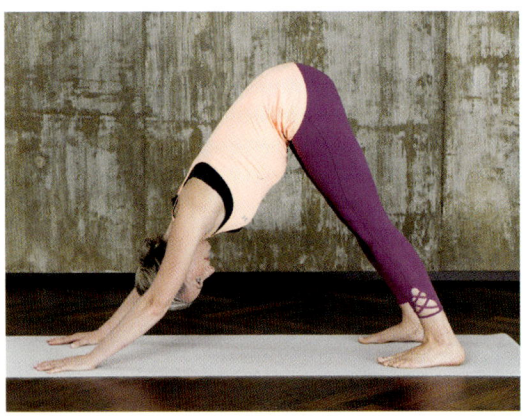

4. HERABSCHAUENDER HUND
(S. 107)

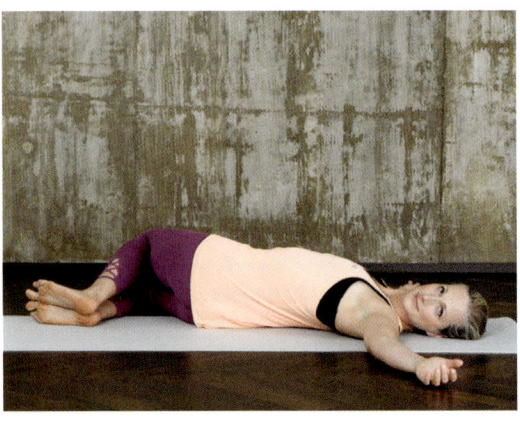

5. KROKODIL
(S. 84)

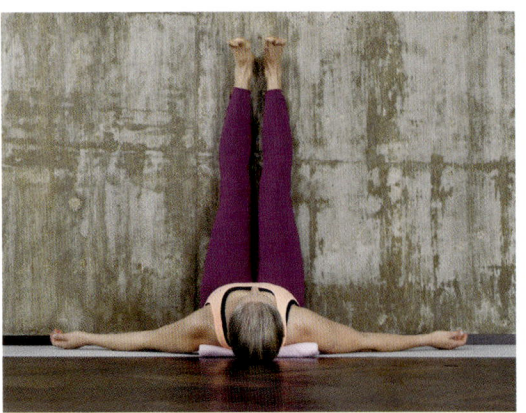

6. HALBER SCHULTERSTAND
(S. 122)

7. TOTENHALTUNG (SHAVASANA)
(S. 124)

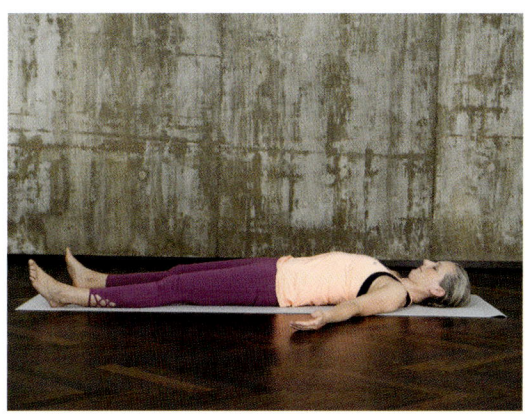

FÜR EINEN BESSEREN SCHLAF

REGISTER

SACHREGISTER

Anfangsentspannung 42 ff.
Asanas 33
Atemtechniken 43 ff.
Atmen 26 f.

Balasana 70
Bhakti-Yoga 17
Bolster 36

Entspannung 32
Entspannungsposen 70 f.
Entspannungsübungen 116 ff.

Faszien 24 f., 52 f., 69 f.
Flow 97
Fußstellung 38 ff.

Gähnen 27
Grenz-Check 28 ff.

Hatha-Yoga 17
Hathayogapradipika
Hilfsmittel 36 f.

Jnana-Yoga 17

Kharma-Yoga 17

Matte 36 f.
Meditation 22, 127
Mobilisation 68 f.
Mobilisationsübungen 72 ff.
Musik 42
Muskulatur 96 f.

Pranayama 26 f., 43 ff.
Programme 130 ff.

Ruhepausen 13 f.

Seufzen 27
Shavasana 71
Sonnengruß 97 ff.
Spiritualität 18 f.
Standpositionen 38 f.
Stille 20, 30
Stressoren 12 ff.
Sūrya Namaskar 97 ff.

Traumreise 126

Wie-WIE 32

Yang-orientiertes Yoga 19, 96 ff.
Yin und Yang 19
Yin-orientiertes Yoga 19, 52 ff.
Yoga-Anwalt 15
Yoga-Block 36
Yoga-Matte 36 f.
Yoga-Tradition 16

ÜBUNGSREGISTER

Adho Mukha Svanasana 107
Anjaneyasana 106
Ardha Purvottanasana 103

Balance (Po) 119
Balance (Stand) 120
Balasana 61, 91
Banane, liegende 54
Beckenlift 82
Berghaltung 99, 100
Bewusstseinsübung 40
Bidalasana 78

Chaturanga Dandasana 109

Drehsitz (Boden) 118
Drehsitz (Stuhl) 116

Elefant, dynamischer 88
Energie-Atmung im Sitzen 48
Energie-Atmung im Stehen 46
Entspannungsposen 91 ff.

Faszienübungen 86 ff.
Flankenstretch 80

Gebetshaltung 98

Halbmond (Boden) 106
Halbmond-Vorübung 104
Herabschauender Hund 107
Heuschrecke 110
Hocke 62

Katze und Kuh 79
Kerzenleuchter 74
Kindshaltung 61, 91
Krokodil 84

Libelle 56
Liegende Banane 54
Liegender Schmetterling 55

Meditation 127

Palme 76
Phalakasana 108
Planke 108
Planke, tiefe 109

Raubkatze, dynamische 86

Salabhasana 110
Samasthiti 98
Samba fürs Becken 81
Sarvangasana-Variante 122

Schlafender Schwan 58
Schlange 72
Schmetterling, liegender 55
Schulterkreisen 77
Schulterstand, halber 122
Schwan, schlafender 58
Shavasana 92, 124
Sphinx 60
Stehende Vorbeuge 63, 102

Tadasana 99
Tisch-Variante 103
Totenhaltung 92, 124
Traumreise 126

Urdhva-Hastasana-Variante 100
Uttanasana 102

Vierfüßlerstand 78
Vollatmung im Liegen 45
Vollatmung im Sitzen 44
Vorbeuge, stehende 63, 102

Yin-Yoga-Sequenz 64

Zappelphilipp 90